Melanie Grimm

Heartness®

Melanie Grimm

Heartness®

Das holistische Herzbewusstsein entdecken

Mit den sieben Dimensionen der Herzmatrix Vitalität und Wohlbefinden steigern und die eigene Lebensrealität bewusst gestalten.

Pro BUSINESS Verlag

Bibliografische Information der Deutschen Nationalbibliothek
Die Deutsche Nationalbibliothek verzeichnet diese Publikation in der
Deutschen Nationalbibliografie; detaillierte bibliografische Daten
sind im Internet über http://dnb.d-nb.de abrufbar.

Melanie Grimm
Heartness®
Das holistische Herzbewusstsein entdecken
Mit den sieben Dimensionen der Herzmatrix Vitalität und Wohlbefinden
steigern und die eigene Lebensrealität bewusst gestalten.

Bildrechte: Melanie Grimm

Berlin: Pro BUSINESS 2015

ISBN 978-3-86386-864-2

1. Auflage 2015

© 2015 by Pro BUSINESS GmbH
Schwedenstraße 14, 13357 Berlin
Alle Rechte vorbehalten.
Produktion und Herstellung: Pro BUSINESS GmbH
Gedruckt auf alterungsbeständigem Papier
Printed in Germany
www.book-on-demand.de

Inhalt

Vorwort von Markus Peters

Wenn das noch junge 21. Jahrhundert nicht in einer Katastrophe münden soll, sondern in einer Überwindung der gegenwärtigen Krisen, so ist eine Kunst mit Sicherheit von elementarer Bedeutung: Die Fähigkeit, Gräben zu überwinden und viele einzelne Fakten und Erkenntnisse zu einem großen, ganzen und damit neuen Bild zusammenzufügen. Die letzten Jahrhunderte seit der Renaissance waren von vielen neuen Wissenschaften geprägt, die in immer schnellerem Tempo neue Erkenntnisse aufweisen können. Bleiben diese Erkenntnisse aber vereinzelt für sich stehen und werden nicht in einem großen Kontext zusammengeführt, so wird dieses Wissen kaum fruchtbar werden.

Das hier vorliegende Buch geht diesen Weg der fruchtbaren Zusammenschau in vorbildlicher Weise, sowohl methodisch als auch inhaltlich. Es richtet sich an alle Menschen, die an einer individuellen Weiterentwicklung ihres Selbst arbeiten wollen, sowie an Coaches, die Menschen in diesem Prozess begleiten.

Dabei scheut die Autorin nicht, den Leser mit Fragen hochkomplexer Forschung aus den Bereichen Quantenphysik, Biologie und den Zusammenhängen zwischen Spiritualität und Menschsein herauszufordern, wobei diese Herausforderung dank einer guten sprachlichen Wortwahl und Didaktik immer bestens zu bewältigen ist. Schlussendlich geht es hier um die Frage: Ruft die Materie den Geist hervor, oder erschafft der Geist die Materie? Das 19. Jahrhundert hat diese Frage auf seine Art, also im ersten Sinne beantwortet – das 21. Jahrhundert jedoch schickt sich unüberhörbar an, hier neue Wege zu gehen. Das ist gut so und absolut notwendig. Wird doch das Denken, das uns die gegenwärtigen Probleme beschert hat, diese nicht lösen können. Es ist ein neues Denken gefragt! Doch wird es mit Denken allein getan sein? Nein! Vor etwa 400 Jahren wurde das Herz im Abendland auf eine mechanische Pumpenfunktion reduziert. Heute wissen wir, dass diese Annahme nicht korrekt ist: Das Herz hat viele Ebenen, von einer individuellen steuernden bis hin zur höchsten spirituellen Dimension.

Die Autorin differenziert hier sieben verschiedene Seinsschichten des Herzens, denen sie jeweils eigene Kapitel widmet, die mit sehr praktischen Hinweisen für den persönlichen oder beruflichen Alltag enden. Erst das Erkennen und das dann folgende innere Erleben kann zu einer wahren Persönlichkeitsentwicklung führen, einer Entwicklung, bei der das Geistige des Menschen – angelehnt an die ursprünglich griechische Wortbedeutung *personare* – wieder durch den Menschen wird tönen können.

Dieses Buch ist wahrlich ein Brücken bauendes Buch. Ein Buch, welches das Potenzial zum Meistern der gegenwärtigen Herausforderungen aufzeigt. Möge es vielen Leserinnen und Lesern ein Kompass auf der Reise zu ihrem Herzen sein!

Markus Peters
Facharzt für Allgemeinmedizin und Naturheilverfahren
und Autor des Buches »Gesundmacher Herz«

Gewidmet
allen herzbewussten Menschen dieser Welt.

**Das Herz
ist der Schlüssel der Welt und des Lebens.**

Novalis

Herzverständnis

Herzverständnis

Heartness – Herzheit. Dies ist kein Wort der deutschen Sprache. Doch es beschreibt am ehesten, was der Begriff Heartness bedeuten könnte. Es drückt ein neues Herzverständnis und damit ein holistisches Herzbewusstsein aus.

Mit Sprache lässt sich oft nur sehr unzureichend beschreiben, was tatsächlich gemeint ist. Und doch weiß der Volksmund seit jeher, dass das Herz in enger Beziehung zu unserem Befinden steht. Für das Herz selbst gibt es eine ganze Reihe an geflügelten Worten, wie beispielsweise: sich ein Herz fassen, etwas geht ans Herz, da geht einem das Herz auf, ein weites, großes Herz haben, etwas ist herzzerreißend, etwas nicht übers Herz bringen, da wird einem leicht ums Herz, es fällt ein Stein vom Herzen, da hüpft das Herz, sich etwas zu Herzen nehmen, aufs Herz hören, seinem Herzen Luft machen, jemandem blutet das Herz, etwas von ganzem Herzen tun, ein herzerfrischendes Lachen, das Herz schlägt bis zum Halse, sein Herz auf der Zunge tragen, sein Herz verschenken, jemandem das Herz brechen ... Die Liste könnte noch um vieles länger werden.

Das Herz hat seine eigene Sprache, es verständigt sich auf seine ureigene Weise. Aus und mit dem Herzen zu kommunizieren ist etwas sehr Besonderes. Glücklicherweise kommt das Herz wieder zu Wort, indem mehr und mehr Menschen seine weitreichende Bedeutung bewusst wird. Wurde es doch für geraume Zeit von Medizinern auf eine Pumpe reduziert, die den Blutkreislauf aufrecht erhält.

Gleichwohl wissen wir, dass ohne dieses Wunderwerk in uns das Leben nicht möglich wäre. Es ist das erste Organ, das während der Embryonalentwicklung entsteht und das letzte, das seinen Dienst versagt, wenn ein Mensch stirbt. Zuverlässig versorgt es ununterbrochen jedes Organ mit Sauerstoff und Energie. Mit jeder einzelnen Kontraktion speist dieser Muskel Lebenskraft in unseren Körper ein. Doch mehr als ein hervorragendes Pumpsystem sah die Ärzteschaft lange Zeit nicht in diesem erstaunlichen Organ. Umso erfreulicher, dass die neuesten Forschungsergebnisse auch den Blickwinkel von immer mehr Schulmedizinern weiten.

Im Gegenzug zur medizinischen Sicht wird das Herz leider allzu oft auf eine rosarote Kitschromantik reduziert. Herz und Liebe assoziieren viele nur mit Schmetterlingen im Bauch. Gefühle zu zeigen ist so manchem peinlich. In unserer heutigen Gesellschaft ist es uncool, Herz zu zeigen. So wie man in vielen Unternehmen der Wirtschaft in puncto Mitarbeiter- und Unternehmensführung noch immer häufig die Ratio dem Herzen vorzieht. Auch die Weltpolitik lässt Herz und Herzlichkeit vermissen, denn Macht und Mächtigkeit werden nach wie vor meist in herzloser Form ausgeübt.

Unbestritten gilt das Herz in allen Kulturen dieser Welt seit jeher als Symbol für Gefühle, insbesondere der Liebe. In einigen fernöstlichen Glaubensrichtungen ist es gar der Sitz des Seins. Manchem rational denkenden Menschen mag das zu philosophisch oder gar zu spirituell klingen. Dennoch hat die Wissenschaft inzwischen bewiesen, welch große Rolle das Herz nicht nur in puncto Gesundheit, sondern auch bezüglich der Gefühle, der Selbstwahrnehmung, der persönlichen Sinngebung und der individuellen Realitätsgestaltung spielt.

Spannende Ergebnisse rund ums Herz liefern inzwischen anerkannte Forschungen aus aller Welt. Führend in dieser Wissenschaft ist das HeartMath-Institut in den Vereinigten Staaten, das in diesem Bereich seit Anfang der 1990er Jahre intensiv forscht. Etliche in diesem Buch genannte Hinweise zu Forschungsergebnissen und Studien sind auf die Erkenntnisse dieses Instituts zurückzuführen. Sie sind öffentlich nachzulesen, im Internet und in Buchform. Im deutschsprachigen Raum ist deren Methodik unter dem Namen HerzIntelligenz bekannt.

Im Bereich der Quantenphysik wurde längst erkannt, dass Materie auf dem Prinzip des Geistes beruht und dass die Entstehung von Realität ohne Bewusstsein und Gefühle schlicht unmöglich ist. Viele Erwähnungen in diesem Buch sind naturwissenschaftlich validiert, oftmals sogar mit Nobelpreisen. Manche meiner Nennungen sind Denkmodelle von unterschiedlichen Wissenschaftlern, die sich nicht immer mit der Mainstream-Physik decken. Als Gedankengut der Neuzeit darf es zum Überlegen und Unterscheiden anregen und selbstverständlich hinterfragt werden.

Bedenken wir dabei, dass einst Aussagen wie die Erde sei keine Scheibe oder nicht der Mittelpunkt der Welt

verhöhnt und verlacht wurden und dass heute hoch-
geschätzte Persönlichkeiten wie Nikolaus Kopernikus
und Galileo Galilei seinerzeit mit Verleumdungen und
schlimmsten Strafen rechnen mussten. Selbst heutzutage zweifelt ein Großteil der Bevölkerung noch immer
an wissenschaftlich längst anerkannten Entdeckungen
namhafter Quantenphysiker und Nobelpreisträger wie
Werner Heisenberg, Max Planck, Max Born oder Niels
Bohr und hält an überholten Modellen fest. Engstirnig-
keit und mittelalterliches Verhalten haben sich offenbar
bis heute kaum geändert, und für manche bleibt die
Erde eine Scheibe. Umso wichtiger, dass ein neues Bewusstsein und offenes Denken einkehren und ein fri-
scher Wind durch verstaubte Weltbilder weht.

Heartness möchte die unterschiedlichen Ebenen der
Biomedizin, Quantenphysik, Philosophie und Spiritualität zusammenfassen und für das Anwenden im täglichen Leben zugänglich und verständlich machen. Es
gilt, die Matrix und damit die mehrdimensionalen Zusammenhänge der sieben Ebenen des Herzens aufzu-
zeigen und auf einen gemeinsamen Nenner zu bringen.
So vereinen sich moderne Forschung mit altem Wissen
vergangener Kulturen sowie ein spirituell-philosophi-
sches Weltbild mit neuzeitlicher Quantenphysik. Dieses
Herzverständnis trägt dazu bei, dass wir unser Leben in
jedem Moment bewusst gestalten und damit zu unserer Vitalität und unserem Wohlbefinden aktiv beitragen
können.

Viele Menschen wünschen sich ein vitales, selbstbe-
stimmtes, glückliches und sinnerfülltes Leben. Und im-

mer mehr erkennen, dass sie Gestalter ihres Lebens sind, indem sie ihre Realität bewusst kreieren und ihr Glücklichsein selbst veranlassen. Diese innere Ausrichtung ermöglicht, dem eigenen Sein und Tun einen höheren Sinn zu verleihen.

Immer dort, wo ich innerhalb dieses Buches Erkenntnisse aus der Wissenschaft erwähne, weise ich explizit darauf hin. Insbesondere die physische, mentale, emotionale und energetische Ebene der von mir beschriebenen Matrix wurden wissenschaftlich ausführlich erforscht, sowohl von HeartMath als auch von anderen namhaften Universitäten und Instituten. Gleichwohl ist Heartness mehr als die Zusammenfassung von Forschungsergebnissen. Daher fließen einerseits Erfahrungen und Erkenntnisse aus meinen eigenen langjährigen Erkundungen und Beobachtungen und andererseits auch mein persönliches Verständnis der von mir erläuterten Herzmatrix mit ein.

Es erweist sich durchaus als Herausforderung, diese mehrdimensionale Matrix, also die Zusammenhänge der einzelnen Herzebenen, linear in Buchform darzustellen und in einzelne Kapitel zu trennen, wo doch stets eine Verknüpfung der sieben Dimensionen in alle Richtungen gegeben ist. Da das Herz ein Körperorgan ist, liegt die physische Ebene auf der Hand. Das Herz kommuniziert fortwährend mit dem Gehirn, so ist die Verbindung zur mentalen Ebene rasch erkennbar. Dass das Herz eine emotionale Ebene hat, dürfte jedem verständlich sein, ist es doch für viele das Symbol für Liebe. Darüber hinaus zeigt sich eine energetische Ebene, die einen engen Zusammenhang mit der Physik aufweist. Dies gilt auch für die generative Ebene, denn die Entstehung von Realität ist ein quantenphysikalischer Vorgang. Herz und Seele gehören für viele Menschen zusammen, daher wundert es nicht, dass es auch eine essenziale Ebene gibt. Schlussendlich vereinen sich die wissenschaftlich-quantenphysikalischen und die philosophischen Einblicke in der spirituellen Ebene des Herzens.

Heartness ist nicht nur eine Zusammenschau der Fakten oder eine reine Methode, sondern auch eine Lebenshaltung. Sie möchte erlebt und erfahren werden. Um sie leichter umsetzen zu können, habe ich am Ende eines jeden Kapitels für den Anwender eine kurze Zusammenfassung des Kapitels und eine Übung angefügt sowie einen Hinweis für psychologische Berater und Coaches. Letzteren darf der Laie gerne überspringen. Da dieser Hinweis jeweils nur eine Seite darstellt, hat er für den Leser, der sich nicht als Berater oder Coach versteht, kein allzu großes Gewicht.

Für die professionelle Anwendung umfasst Heartness ein ausführliches Konzept mit tiefgreifenden Lösungswerkzeugen, eingebettet in einen holistischen Coachingprozess. Es lässt sich nicht gänzlich in Schriftform lehren – das ist nicht Absicht dieses Buches. Es soll die Bedeutsamkeit eines holistischen Herzbewusstseins vermitteln. Wer das Konzept von Heartness gerne tiefgreifend erfahren und aktiv lernen möchte, entweder als praktischer Anwender, als qualifizierter und zertifizierter Heartness Coach oder Holistic Coach (LHA)$^{©}$, findet im Internet mehr Informationen zu Coachings und Ausbildungen auf den Seiten www.heartness.de sowie www.lifevision.de

Heartness ist eine von mir beim Deutschen Patent- und Markenamt registrierte Wortmarke. Aus Gründen der besseren Lesbarkeit wird im Fließtext bei allen markenrechtlich geschützten Begriffen, wie beispielsweise Heartness®, HerzIntelligenz®, HeartMath®, oder Brain-Gym® auf die Darstellung des ® verzichtet.

Auch akademische Titel aller genannten Wissenschaftler wurden im Fließtext weggelassen, damit der Lesefluss nicht zu sehr unterbrochen wird. Ebenfalls aus Gründen der Klarheit und Lesbarkeit wurde in diesem Buch die männliche Form verwendet, wie beispielsweise Leser, Anwender etc. Selbstverständlich ist immer auch die weibliche Form – Leserin, Anwenderin etc. – damit gemeint.

Von Herzen wünsche ich Ihnen nun viel Freude beim Erkunden der Herzmatrix und Entdecken des holistischen Herzbewusstseins.

Der ist für gesund zu schätzen,
dem ums Herz wohl und warm ist.

Christoph Lehmann

Das physische Herz

Ein Leben ohne Herz ist für Menschen und höhere Tiere nicht möglich. Es ist unbestritten unser wichtigstes Organ. Rund drei Milliarden Mal schlägt das Herz im Leben eines Menschen – eine unglaubliche Leistung, mit der kaum ein Motor mithalten kann. Mit seinen rhythmischen Kontraktionen ist dieses muskuläre Hohlorgan essenziell für die Gesamtversorgung des Organismus. Es speist sämtliche Körperzellen mit Sauerstoff und Nährstoffen und es steuert die anderen Organsysteme, das Nervensystem und das Gehirn. Aus neueren Forschungen weiß man, dass das Herz viel stärker das Gehirn steuert als umgekehrt. Es hat einen enormen und lange Zeit auch von Wissenschaftlern unterschätzten Einfluss auf unsere Vitalität und unser gesamtes Wohlbefinden.

Erstaunlicherweise sterben heutzutage trotz modernster Medizin weit mehr Menschen an Herz-Kreislauf-Erkrankungen als an Krebs oder Aids. Möglicherweise ist diese Todesursache Nummer eins ein wichtiges Alarmzeichen, denn augenscheinlich dominiert in unserer Gesellschaft das Herzleiden. Ich persönlich nehme darin eine Metapher wahr, denn ich betrachte diesen Aspekt nicht nur auf der körperlichen Ebene.

Heartness bedeutet weit mehr als nur die physische Dimension des Herzens. Moderne Wissenschaften offenbaren ganz neue und teils spektakuläre Sichtweisen auf dieses Organ. Fortwährend werden zusätzliche Funktionen dieses Organs entdeckt. Für das Gesamtverständnis ist es wichtig, dass wir uns zunächst die körperliche Ebene erschließen, da sie ein bedeutsamer Teil der Herzmatrix ist.

Das Herz als Stromerzeuger

Dieser äußerst wichtige Muskel ist weit mehr als nur eine Pumpe. Das Herz produziert 2,5 Watt elektrische Leistung und erzeugt 40- bis 60-mal mehr Energie als das Gehirn. Wir haben also ein wahres Kraftwerk in uns. Auf diese Gegebenheit komme ich im Kapitel um das energetische Herz noch einmal zurück. Hier zeigt sich bereits die erste Verbindung in der Herzmatrix, nämlich ein Zusammenhang zwischen der physischen und der energetischen Ebene.

Auch wenn die Pumpentheorie noch die Lehre der Schulmedizin dominiert, so gehen immer mehr Wissenschaftler inzwischen davon aus, dass es keine Pumpe, sondern vielmehr ein Verwirbler ist, der das Blut in eine spiralförmige Drehströmung bringt. Das bedeutet, dass das Herz nicht schlägt, weil es pumpt, sondern dass das Blut das Herz durch seinen Druck zum Schlagen bringt. Erhärtet wird diese Annahme durch die Tatsache, dass bei einem Embryo das Blut bereits durch den Körper pulsiert, noch bevor das Herz als Organ überhaupt entstanden ist.

Durch seine ständig variierende Frequenz ist das Herz ein Wunder in Sachen Anpassungsfähigkeit, je nach Anforderung, ob wir gerade ruhen oder aktiv sind. In unserer heutigen schnelllebigen und dichtgedrängten

Alltagswelt wird eine Belastung schnell zur physischen oder auch psychischen Überbelastung, was wir gewöhnlich als Stress bezeichnen.

Herzratenvariabilität und Kohärenz

Die sogenannte Herzratenvariabilität (kurz HRV) ist für Mediziner ein wichtiger Marker bei der Stressmessung. Doch was versteht man unter HRV? Und was bedeutet sie für uns im Alltag? Ein Pulswert von beispielsweise 70 Schlägen ist nur ein Durchschnittswert, denn sowohl die Anzahl der Herzschläge pro Minute als auch die Zeitintervalle zwischen den Herzschlägen variieren. Die menschlichen Herzschläge unterliegen einer ständigen Beschleunigung und Verlangsamung. So kann die durchschnittliche Herzfrequenz von 70 Schlägen im einen Moment 55 Schläge pro Minute und im nächsten Moment beispielsweise 85 Schläge pro Minute betragen. Das Herz schlägt also mal schneller und mal langsamer.

Diese Variabilität der Herzrate kann man messen und aufzeichnen. Sie wird von fast allem beeinflusst, was wir denken, fühlen und tun, und ist ein Indikator für Stress und sogar für Alterungsprozesse. Umgekehrt, könnte man sagen, ist sie ein Indikator für Vitalität und Leistungsvermögen, denn je größer die Variabilität, desto vitaler der Organismus, weil er sich variabel an äußere Gegebenheiten anpassen kann. Wollen Sie beispielsweise auf die Schnelle einen Sprint hinlegen, dann muss Ihr Herz binnen Sekundenbruchteilen über das

autonome Nervensystem, genauer gesagt den Sympathikus, das System in Aktionsbereitschaft und Leistungsfähigkeit bringen. Möchten Sie sich danach wieder ausruhen, soll der Gegenspieler, der Parasympathikus, genauso flexibel wieder für einen Regenerations-
modus sorgen. Diese enorme Anpassungsfähigkeit ist
dann am besten möglich, wenn der Herzrhythmus in
hohem Grad variabel ist.

Gelingt es Ihnen nach einem hektischen Tag gut und
rasch abzuschalten und herunterzufahren? Oder kennen Sie Abende, an denen sich Entspannung und Erho-
lung kaum einstellen wollen und auf die bleibende An-
gespanntheit eine schlaflose Nacht folgt?

Neben der Variabilität ist außerdem wichtig, ob der
Herzrhythmus eine sogenannte Kohärenz aufweist. Dieser Begriff kommt ursprünglich aus der Physik. Er beschreibt eine Gleichmäßigkeit, eine Harmonie im System. Bezogen auf den Herzrhythmus bedeutet es, dass
die Herzschläge einen sehr gleichmäßigen Wechsel
zwischen Beschleunigen und Bremsen aufzeigen, was
sich beim Aufzeichnen in einer harmonischen, ausge-
wogenen Sinuswelle darstellt. Im Stresszustand erfolgt
der Wechsel von Beschleunigung und Verlangsamung
abrupt, ungeordnet, chaotisch. Dann spricht man von
Inkohärenz.

Bildlich gesprochen könnte man sich das harmoni-
sche – oder auch disharmonische – Zusammenspiel der
Herzfrequenz so vorstellen: Sitzt man beispielsweise in
einem Konzertsaal und lauscht auf das, was die Musiker
im Orchestergraben an Tönen erzeugen, dann gibt es

zwei mögliche Varianten. Nehmen wir einmal an, jeder Musiker spielt auf seinem Instrument, was immer er möchte. Jegliche Töne folgen wild durcheinander in unterschiedlichem Takt und Rhythmus, ohne auf die anderen Spieler achtzugeben, dann klingt das Ergebnis für unsere Ohren sicherlich schräg. Diese Kakofonie wäre ein Beispiel für Disharmonie oder, physikalisch ausgedrückt, Inkohärenz. Sorgt jedoch der Dirigent für einen gemeinsamen Takt und Rhythmus, dann können trotzdem die Geiger mit ihren Instrumenten andere Noten spielen als beispielsweise die Flöten, und dennoch gibt es einen harmonischen, analog kohärenten Gesamteindruck.

Das folgende Schaubild zeigt einmal einen disharmonischen, inkohärenten und einmal einen harmonischen, kohärenten Herzrhythmus, je nachdem, ob ein unangenehmes oder angenehmes Gefühl empfunden wird:

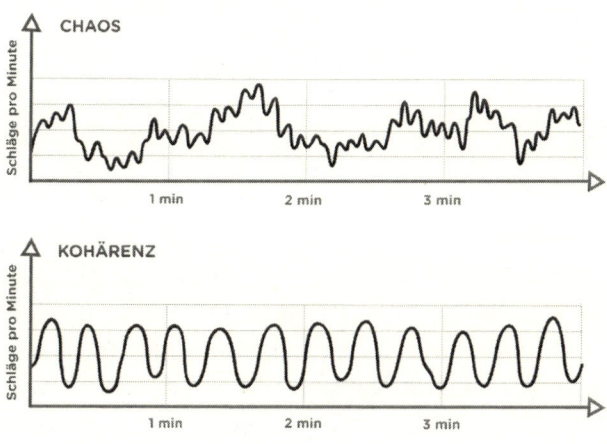

Sämtliche Gedanken und Gefühle, auch unbewusste, sowie das Atemmuster beeinflussen den Herzrhythmus in hohem Maße. Sobald uns etwas in eine innere Aufregung oder Anspannung versetzt, wird er inkohärent, während angenehme Gedanken und Gefühle schnell zu einem kohärenten Muster führen.

Probieren Sie es gerne einmal selbst aus. Stellen Sie sich für einen Moment lang eine unangenehme Situation, ein Fiasko, vor. Es muss nichts Dramatisches sein, es könnte sich beispielsweise um ein Streitgespräch mit einem Nachbarn oder Kollegen handeln. Lassen Sie nicht nur die Bilder vor Ihrem inneren Auge aufsteigen, sondern fühlen Sie auch noch einmal, was Sie in der Situation empfunden haben. Nun beobachten und spüren Sie, was mit Ihrem Herzen geschieht. Nehmen Sie einen Unterschied wahr? Schlägt es möglicherweise schneller? Haben Sie den Eindruck, es würde sich zusammenziehen? Schwer oder vielleicht eng werden? Selbst wenn Sie eine Veränderung kaum oder gar nicht wahrgenommen haben, sie ist dennoch geschehen, denn der Herzrhythmus wechselt sofort in einen chaotischeren Modus, wenn wir etwas Unangenehmes denken oder fühlen. Hier zeigt sich die Matrixverbindung zwischen der mentalen, emotionalen und physischen Ebene des Herzens.

Glücklicherweise funktioniert diese kleine Übung auch umgekehrt. Rufen Sie nun eine angenehme Situation in Ihre Erinnerung und lassen Sie auch jetzt die dazugehörigen Gefühle innerlich aufsteigen. Können Sie wahrnehmen, wie sich die positiven Gedanken und Gefühle auf Ihr Herz auswirken? Sie können dem leichter gewahr werden, wenn Sie bei der Übung Ihren Fokus nicht nur auf die Gedanken und Gefühle richten, sondern sehr bewusst zu Ihrem Herzen hinspüren.

Inzwischen gibt es gute und erschwingliche Softwareprogramme, mit denen man die Herzratenvariabilität messen und aufzeichnen kann, sogar unterwegs. Doch das ist gar nicht zwingend notwendig, um einen kohärenten Modus zu erzeugen. Viel wichtiger ist es, wirklich zu spüren, wie sich die Herzharmonie anfühlt.

Auffallend finde ich, dass immer mehr Menschen, die zu mir ins Coaching kommen, ihr Herz kaum wahrnehmen können. Sie haben oft kein Gefühl mehr für sich selbst, da sie schon zu lange wegschauen und gelernt haben, die Signale ihres Körpers zu ignorieren. In diesem Fall kann das Darstellen der Herzrate hilfreich sein. Wenn der Klient auf dem Monitor bildlich sieht, was sein Körper ihm eigentlich über das Spüren rückmelden sollte, dann kann es die Körperwahrnehmung erleichtern. Hier spielen jedoch noch andere Faktoren eine Rolle, auf die ich später eingehe.

Auf der Körperebene kommt es bei negativen Emotionen nicht nur zu einem inkohärenten Herzrhythmus. Darüber hinaus finden etwa 1400 biochemische Veränderungen statt, der Körper wird von Stresshormonen überflutet, und er ist in seiner Leistungsfähigkeit deutlich eingeschränkt. Auch die kognitiven Leistungen des Gehirns sind drastisch gemindert. Auf Letzteres komme ich im Kapitel über das mentale Herz ausführlicher zurück.

Viele aktuelle Forschungsergebnisse weisen darauf hin, dass die positive Beeinflussung der Herzratenvariabilität und Kohärenz eine sehr gute und effektive Methode ist, um dem Stress und seinen ungesunden Auswirkungen vorzubeugen und um im akuten Stressmoment gegenzusteuern. Zusätzlich wirkt sie dem Alterungsprozess entgegen, denn nur wenn das Herz in hohem Maße variabel, also anpassungsfähig ist, kann es seine Vitalität langfristig aufrecht erhalten.

Atmung als Schlüssel

Wer wünscht sich nicht ab und an einen Hebel am Körper, mit dem man ad hoc herunterfahren und Spannung abbauen könnte? Wahrscheinlich gibt es ihn sogar. Schon unsere Großmütter sagten in solchen Momenten: „Einfach mal tief durchatmen!" Wie recht sie damit hatten. Die Atmung ist einer der wichtigsten Regulatoren, um die Herzrate zu beeinflussen. Beispielsweise atmen wir in angespannten Situationen nur noch flach; wenn Angst oder Panik im Spiel ist, stockt uns gar der Atem. Menschen, die dauerhaft angespannt sind, befinden sich fast nur noch im Modus der oberflächlichen Brustatmung. Man erkennt sie leicht daran, dass sich beim Ein- und Ausatmen der Brustkorb hebt und senkt und sich die Schultern nach oben und unten bewegen. Da kann einem schnell die Puste ausgehen.

Die tiefe Bauchatmung wird dagegen hauptsächlich vom Zwerchfell ausgeführt, sie ist die normale, ruhige Atemform. Wenn der Atem tiefer in den Bauchraum gezogen wird, wölbt sich dieser bei jedem Atemzug. Beim Ruhen oder Schlafen findet diese Atemform unbewusst statt. Von Sängern, Rednern und Kampfkunstexperten sowie in der Entspannungstechnik wird sie gezielt als Atemmuster eingesetzt.

Mit der folgenden Übung können Sie bewusst wieder in die Bauchatmung kommen. Sie ist elementar für Ihr Wohlbefinden.

Kurzübung

1. Setzen oder legen Sie sich bequem hin, um eine lockere Haltung einzunehmen. Entspannen Sie vor allem die Schultern, den Po und die Knie. Legen Sie die Hände sanft auf den Bauch.

2. Konzentrieren Sie sich nun auf Ihre Hände und nehmen Sie wahr, wie sie auf Ihrer Bauchdecke aufliegen. Atmen Sie ganz bewusst in den Bauch. Spüren Sie, wie er sich beim Einatmen nach außen wölbt, gegen Ihre Hände. Strecken Sie Ihren Bauch dabei ganz bewusst heraus.

3. Beim Ausatmen ziehen Sie die Bauchdecke ein. Lassen Sie den Atem langsam wieder aus Ihrem Körper fließen.

4. Warten Sie einen Augenblick ab, bevor Sie den nächsten Atemzug nehmen. Im Idealfall zählen Sie bei jedem Einatmen langsam bis fünf, ebenfalls bei jedem Ausatmen. Das erleichtert das gleichmäßige Atmen und ermöglicht zugleich die Kohärenz.

Mediziner sagen, dass ein Atemrhythmus von fünf Sekunden den kohärenten Zustand optimal fördert. Doch spüren Sie genau hin. Vielleicht dauert Ihre individuelle Ein- und Ausatemphase jeweils nur vier oder sogar sieben Sekunden. Machen Sie es so, wie es sich für Sie richtig anfühlt.

Herz und Stress

Es geht nicht immer nur um das Reduzieren oder gar Vermeiden von Stress, denn zum einen ist dieser nicht zwingend negativ und zum anderen können wir vielen Stressoren gar nicht ausweichen. Vielmehr geht es darum, mit dem Stress und dem, was er in uns an Reaktionen auslöst, besser umgehen zu können. Dann wären wir dem Stress nicht hilflos ausgeliefert, sondern könnten die Körpersysteme so beeinflussen, dass sie für, statt gegen uns arbeiten.

Dieses hochinteressante Thema könnte ein eigenes Buch füllen. Wir kommen nicht umhin, uns mit der Thematik Stress zu befassen, da sie heutzutage so elementar in unser Leben gehört. Stress ist nicht gleichbedeutend mit viel Arbeit oder einem vollen Terminkalender. Wäre dem so, würde ein Arbeitssuchender seine Situation vermutlich nicht als Stress empfinden.

Der Begriff Stress ist in aller Munde, selbst Kinder benutzen ihn, als gäbe es nichts Selbstverständlicheres. Doch was ist eigentlich Stress? Vielleicht stellen Sie fest, dass Sie ganz schnell alles aufzählen, was Sie stresst. Nervige Kleinkinder, nörgelnde Schwiegermütter, Zoff am Frühstückstisch, fordernde Chefs, mobbende Kollegen, Konflikte, Zeitmangel, Termindruck, Hetzerei und vieles mehr. Dennoch, all diese Phänomene sind kein Stress, es sind sogenannte Stressauslöser. Im Grunde mögen es sogar ganz banale und oft sogar neutrale Situationen sein, die aber in Ihrem Inneren etwas auslösen. Folglich ist Stress nicht eine Person oder Situation im Außen, sondern vielmehr Ihre innere Reaktion auf eine äußere Gegebenheit. Dies erklärt auch, weshalb jeder auf gewisse Umstände anders reagiert – oder, weshalb Sie bei ein und derselben Sachlage in einem Moment ausrasten und im anderen ruhig und gelassen bleiben können –, denn es hängt von Ihrem momentanen inneren Gemüts- und Energiezustand ab.

Genau betrachtet ist Stress eine individuell wahrgenommene physische oder psychische Belastung, wenn nicht gar eine Überbelastung. Es ist ein Versuch des eigenen Systems, bestimmte Ereignisse zu bewältigen, sich bestimmten Anforderungen anzupassen. Wenn diese Anpassung nicht (mehr) gelingt, spricht man von Stress. Ursprünglich nutzte man diesen Begriff in der Materialforschung, wenn Stoffe und Produkte auf ihre Belastbarkeit geprüft wurden, denn im Englischen bedeutet das Wort *stress* übersetzt *Druck, Gewicht, Belastung* und *Anspannung*.

Das Herz ist das erste Organ, das bei Stress reagiert. Druck, Hektik, Anspannung und die daraus resultierenden Gedanken und subtilen Emotionen beeinflussen unmittelbar die Herzfrequenz und damit die Aktivität und das Gleichgewicht des autonomen Nervensystems.

Dieses steht mit dem Verdauungssystem, dem kardio-vaskulären System, dem Immunsystem und dem Hormonsystem in Wechselbeziehung. Sobald der Herzrhythmus inkohärent, also nicht mehr in seiner natürlichen Ordnung ist – was von einer diagnostizierten Herzrhythmusstörung noch weit entfernt ist –, erhöht sich sogleich der Blutdruck. Außerdem steigen der Blutzuckerspiegel und die Blutfettwerte an.

Schnell kommt es zu einem Ungleichgewicht im autonomen Nervensystem. Man muss dabei nicht in die Tiefe der menschlichen Humanbiologie einsteigen, um die Funktion zu verstehen. Eine bildhafte Beschreibung könnte so lauten: Der Sympathikus des Nervensystems wird unter Stress aktiviert. Er ist vergleichbar mit dem Gaspedal im Auto. Je heftiger man draufdrückt, desto schneller erfolgt die Beschleunigung. Dies führt neben einigen anderen Reaktionen zu erhöter Ausschüttung von Stresshormonen – hauptsächlich handelt es sich um Adrenalin und Kortisol –, zum Zusammenziehen der Blutgefäße, zu steigendem Blutdruck und beschleunigtem Herzschlag. Es entsteht eine andere Stoffwechsellage, auch die Atmung verändert sich. Der Aufbau der überlebensnotwendigen Muskelfunktionskreise, um kämpfen, flüchten oder in eine bewegungslose Starre verfallen zu können, hat Vorrang vor allen anderen Muskelaktivitäten.

Der Parasympathikus bewirkt das Gegenteil: Er verlangsamt die Herzfrequenz. Er ist vergleichbar mit dem Bremspedal im Fahrzeug. Er drosselt die zuvor aktivierten Systembestandteile. Dies hat insgesamt eine beruhigende und regenerative Funktion. Daher wird der Parasympathikus auch als Ruhenerv bezeichnet. Das Nervensystem ist im stressfreien, entspannten Zustand in der Lage, auch auf Reize zu reagieren, die nicht unbedingt für das Überleben relevant sind.

Die Ausgewogenheit und das balancierte Funktionieren dieser beiden Äste des autonomen Nervensystems sind sehr wichtig für die Gesundheit und das Wohlbefinden. Bei einem dauerhaft gestressten Menschen sind sie erfahrungsgemäß kaum mehr in der Lage, sich auszugleichen. Dies bedeutet eine extreme Belastung. Ganz so, als würde man im Auto Gas und Bremse gleichzeitig drücken. Bei vielen Stressgeplagten ist der Sympathikus zu aktiv. Dann kann der Betroffene nicht mehr herunterfahren, hat meist einen erhöhten Herzschlag, ist überaktiv, spürt kaum Müdigkeit und kann nachts nicht mehr gut schlafen.

Umgekehrt kann es auch sein, dass bei einem Dauergestressten der Parasympathikus die Regie übernommen hat und das System zu sehr herunterfährt. Diese Disbalance führt zu ständiger bleierner Müdigkeit, Antriebsschwäche und nicht selten zu Anfällen von Sekundenschlaf während des Tages. Es wird auch als chronisches Müdigkeitssyndrom bezeichnet.

Stress schwächt das Immunsystem

Viele von uns kennen es: Stress macht krank! Denn unter Stress wird das Immunsystem in seiner Schutzfunktion beeinträchtigt. Die Produktion von Antikörpern –

es handelt sich dabei vorwiegend um das sogenannte Immunglobulin IgA – wird deutlich herabgesetzt. Die Auswirkung ist vielen bekannt. Nicht selten wird man in stressigen Situationen auch noch krank oder liegt spätestens am zweiten Urlaubstag mit einer Erkältung oder Magen-Darm-Grippe im Bett.

Kennen Sie Phasen im Leben, in denen es Ihnen auf allen Ebenen sehr gut geht, und obwohl Sie viel zu tun haben und sogar häufig in Kontakt mit kranken, beispielsweise erkälteten, Menschen sind, bleiben Sie kerngesund und fit? Hingegen in Phasen, in denen Sie emotional angeschlagen, sozusagen dünnhäutig sind, fangen Sie sich so ziemlich jeden Infekt ein. Vielleicht werden Sie sogar über einen längeren Zeitraum kränklich und haben kaum Abwehrkräfte.

Es gibt laut Forschung einen engen Zusammenhang zwischen von Stress ausgelösten negativen Gedanken und Gefühlen und dem Immunsystem. Wissenschaftliche Studien beweisen, dass bereits fünf Minuten Ärger ausreichen, um die Körperabwehr für sechs Stunden herabzusetzen. Hand aufs Herz, wie schnell ärgern wir uns im Alltag und nicht selten sind es mehr als fünf Minuten? Dabei reicht es schon aus, nur fünf Minuten an eine ärgerliche Situation zu denken. Denn für das menschliche Gehirn macht es keinen Unterschied, ob es eine unangenehme oder auch freudvolle Situation tatsächlich erlebt oder sich diese nur vorstellt. Beides löst im Körpersystem die gleichen Reaktionskaskaden aus. Dieses Phänomen tritt auch auf, wenn jemand ein traumatisches Erlebnis – beispielsweise ein Soldat, der aus einem Kriegseinsatz zurückkehrt – gedanklich und emotional immer wieder durchlebt. Die Begebenheit selbst liegt längst in der Vergangenheit, doch das menschliche System ist körperlich, mental und emotional in der Lage, die Situation im Hier und Jetzt wieder zu aktivieren, mit allen dazugehörigen Funktionen und Reaktionen.

Doch wie wir es zuvor schon einmal ausprobiert haben, funktioniert dieser Vorgang erfreulicherweise auch umgekehrt: Die Erinnerung an ein angenehmes Erlebnis kann den gesamten Organismus auf allen Ebenen in einen positiven Modus versetzen. Fünf Minuten in einer inneren Wohlfühlverfassung mit bejahenden Gedanken und Gefühlen heizen das Immunsystem für sechs Stunden an. Auch dieses Phänomen kennen viele aus dem Alltag. Wenn wir uns wohlfühlen und es uns gut geht, dann können uns auch arbeitsreiche und zeitlich dichtgedrängte Lebensphasen gesundheitlich nichts anhaben.

Machen wir uns also bewusst, dass unsere Gesundheit und unser körperliches Wohlbefinden sehr stark vom Herzen gesteuert werden. Fühlen wir uns emotional nicht gut und kreisen negative Gedanken durch unseren Kopf, dann ist das für uns schon unangenehm genug. Kaum jemand macht sich bewusst, dass dann schnell eine Disharmonie im gesamten Organismus entstehen kann. Bringen unangenehme Gedanken und Gefühle die Herzfrequenz in einen inkohärenten, gestressten Modus, dann wird diese Inkohärenz ins gesamte Zell- und Organsystem übertragen.

Mediziner bestätigen, dass heutzutage etwa 95 % aller Krankheiten durch Stress entstehen oder durch ihn verstärkt werden. Auf der physischen Ebene äußert sich Stress oft mit Symptomen wie Verspannungen, Rückenschmerzen, Schlafstörungen, erhöhter bzw. labiler Blutdruck, Herzrasen oder Magen-Darm-Beschwerden. Auch Tinnitus, Hautveränderungen, chronische Müdigkeit oder erhöhte Infektanfälligkeit sind einige typische Beispiele.

Auf der mentalen Ebene sind Konzentrationsmangel, Gedächtnisstörungen, Vergesslichkeit, Gedankenkreisel, Denkblockaden, Wortfindungsstörungen, negative Gedanken, Leere im Kopf (Blackout), Albträume, Realitätsflucht oder Scheuklappeneffekt bekannte Merkmale. Gewöhnlich verlagert sich der gedankliche Fokus auf Probleme statt auf Lösungen. Die Fähigkeit, lösungsorientiert und kreativ zu denken, nimmt deutlich ab, ebenso die Fähigkeit zur Intuition.

Auf der emotionalen Ebene sind Ärger, Unzufriedenheit, Unausgeglichenheit, Gefühlsschwankungen, Unsicherheit, Nervosität, Gereiztheit, Angstgefühle, Schreck, Panik, Wut, Aggressionsbereitschaft, Depression oder Apathie häufig vertreten. Stress erzeugt bei vielen ein Gefühl des Ausgeliefertseins, manchmal bis zur inneren Lähmung. Sich gefangen zu fühlen, sowohl in den äußeren Umständen als auch in dem Gefühl, den Anforderungen nicht mehr standzuhalten, legt sich dann wie ein Schraubstock um die Brust.

Kurz gesagt, Stress äußert sich immer auf der physischen, mentalen und emotionalen Ebene.

Das Herz als Hormonproduzent

Je nach innerlicher Verfassung verändert sich die Hormonlage im Körper. In unangenehm empfundenen Situationen entsteht ein hoher Pegel an Stresshormonen, während in positiven Momenten Wohlfühlhormone die Oberhand haben. In einem gesunden Organismus können nicht beide Werte hoch oder beide niedrig sein. Bei einem hohen Pegel an Wohlfühlhormonen ist der Stresshormonspiegel automatisch niedrig und umgekehrt. Vor allem die beiden Hormone DHEA (Wohlfühl- und Anti-Aging-Hormon) und Kortisol (Stresshormon, vordergründig bei chronischem Stress) stehen in engem Zusammenhang. Beide – Kortisol und DHEA – haben im Körper den gleichen „Vorgänger", aus dem sie hergestellt werden, das Pregnenolon. Je nachdem, ob das Herz ein kohärentes oder inkohärentes Signal an das restliche Körpersystem sendet, wird entweder der eine oder der andere Stoff vermehrt produziert.

Hormonell gesehen besteht die Hauptaufgabe des Herzens darin, das Stresshormon Kortisol zu verringern. Was die Wissenschaft noch nicht so lange weiß: Das Herz selbst ist ein Hormonproduzent. Wenngleich die Nebennierenrinde der Hauptlieferant der Stresshormone Adrenalin und Kortisol ist, so stellt sie auch das Herz in geringen Mengen her. Außerdem produziert es Oxytozin, das Hormon für Liebe und soziale Interaktion. Oxytozin schafft zwischenmenschliche Nähe, baut Stress ab, macht uns großzügig und hilft gegen Depressionen. Es ist ausschlaggebend dafür, ob wir Vertrauen fassen, Nähe zulassen und eine stabile Bindung zu einem anderen Menschen entwickeln können. Dieses Hormon ist in der Lage, Stresshormone herunterzuregulieren, so dass der Körper deutlich weniger Stressreaktionen zeigt.

Eine langfristig hohe Stresshormonkonzentration lässt den Körper altern. Das liegt einerseits an der zellschädigenden Wirkung und andererseits am hohen Energieverbrauch, weil der Körper zu wenig regenerative Phasen erlebt. Das Verhältnis von Kortisol und DHEA ist für Mediziner ein biologischer Marker für Stress- und Alterungsprozesse. Ist Ihnen auch schon passiert, dass Sie sich erschrocken haben, wie stark ein Bekannter gealtert ist, den Sie eine längere Zeit nicht gesehen haben? Zumindest dann, wenn er in diesem Zeitraum stark unter Stress stand.

DHEA wird im Organismus immer dann gebildet, wenn wir warmherzige, liebevolle und fürsorgliche Gefühle empfinden. Wie immens groß deren Rolle für unsere Gesundheit und unser Wohlbefinden ist, wurde zwischenzeitlich wissenschaftlich belegt. Wohlfühl- bzw. Glückshormone tragen nicht nur dazu bei, dass es uns emotional richtig gut geht, sondern auch, dass wir fit und gesund sind und Alterungsprozessen entgegenwirken können.

Kortisol lässt in unserem Körper Zellen absterben. Das erklärt Krankheits-, Degenerations- und Alterungsprozesse. Zugegeben, das wünschen wir uns alle nicht. Besser, wir richten unser Augenmerk öfter auf das Positive. Der Gegenspieler DHEA lässt junge, gesunde Zellen entstehen und ist im Körper für Wachstumsprozesse verantwortlich. Man bezeichnet es daher auch als Jungbrunnenhormon.

Immer dann, wenn wir uns in einem Wohlfühlmodus befinden, produziert unser Körper DHEA ganz von selbst.

Herzprobleme als Alarmsignal

Gesundheitliche Probleme mit dem Herzen darf man nicht auf die leichte Schulter nehmen. Sie gehören auf jeden Fall in professionelle Hände. Dennoch sind meiner Auffassung nach Krankheitsanzeichen auf der Körperebene ein Signal einer inneren Instanz, die gehört werden möchte. Worauf könnten die Symptome hinweisen? Ich vergleiche es gerne mit dem roten Alarmlämpchen im Armaturenbrett des Autos. Wenn dieses aufleuchtet, ist es ratsam, die nächste Werkstatt aufzusuchen. Weniger empfehlenswert ist es, dem KFZ-Meister zu sagen, er möge doch das Lämpchen entfernen oder wenigstens überkleben, damit sein Aufblinken nicht mehr stört. Das käme meines Erachtens nach einer reinen Symptombehandlung gleich. Weitaus besser wäre es, bei dem Wagen einen Systemcheck zu machen, um festzustellen, wo der Auslöser für die leuchtende Lampe zu finden ist.

Analog zu diesem Beispiel sind für mich im Sinne einer holistischen Betrachtungsweise viele Symptome, auch körperliche, oftmals eine Art Signalgeber des Systems. Dieses Meldezeichen weist auf einen größeren, meist systemischen Zusammenhang hin. Irgendetwas im Gesamtgefüge Mensch möchte offenbar gesehen, geachtet und geklärt werden. Dass man das Symptom dennoch medizinisch behandelt, steht dabei für mich außer Frage.

Viele Ärzte, die ganzheitlich therapieren, bestätigen: Wenn man nur die physischen Manifestationen einer Krankheit behandelt, ohne die elementaren, tieferliegenden Ursachen einzubeziehen, stellt sich eine Erleichterung oftmals nur vorübergehend ein. Mit hoher Wahrscheinlichkeit wird die Krankheit wieder auftreten oder durch eine andere ersetzt. Es gibt Beispiele von Herztransplantierten, deren neues Herz innerhalb kurzer Zeit wieder genauso beschädigt war, wie das alte Organ, das entfernt wurde.

Hinweise des Herzens wahrnehmen

Nicht jedes unregelmäßige Herzklopfen ist bedenklich oder gar alarmierend. Überängstlich zu sein ist daher nicht ratsam. Umgekehrt erlebe ich allerdings in meinen Coachings, dass erstaunlich viele Menschen ihr Herz und seinen sich ständig verändernden Rhythmus kaum wahrnehmen. So mancher darf daher mit Hilfe unterschiedlicher Übungen lernen, die Aufmerksamkeit auf sein eigenes Herz, und damit auf sein unmittelbares Zentrum, zu lenken. Interessant, wie viele Menschen erst einmal erschrecken, wenn sie ihren Herzschlag bewusst wahrnehmen! Es ist für einige sogar befremdlich und unheimlich.

Mit ein bisschen Achtsamkeit können Sie in jedem Moment des Lebens wahrnehmen, wie es Ihrem Herzen gerade geht. Wie reagiert es? Schlägt es schneller, weil Sie aufgewühlt sind? Auch eine positive Aufregung, wie beispielsweise Freude, führt vorübergehend zu einer erhöhten Herzfrequenz. „Da hüpft das Herz", sagt der Volksmund. Manchmal scheint es auch zu stolpern. Selbst dann ist es nicht immer gleich bedenklich, denn bei vielen Menschen erzeugt das Herz sogenannte Extrasystolen. Das ist ein Herzschlag, der außerhalb des normalen Rhythmus auftritt. Meist ist er harmlos und unbedeutend.

Falls Sie jedoch Anzeichen wahrnehmen, die Sie beunruhigen, wie beispielsweise Schmerzen, wiederkehrendes Herzrasen, ein Brennen oder auch ein Engegefühl in der Brust, dann zögern Sie nicht, einen Spezialisten aufzusuchen. Das Herz ist ein viel zu wichtiges und zentrales Organ, um ein eventuelles Alarmzeichen womöglich zu übersehen. Wenn Sie bereits mit einem Herz- oder auch Blutdruckleiden in Behandlung sind, dann sprechen Sie Ihren Arzt und Therapeuten darauf an, ob und wie Sie mit gezielten Übungen Ihre Herzratenvariabilität und Herzkohärenz unterstützen können.

Die Dinge selbst steuern

Stress ist an sich nicht negativ. Forscher bezeichnen die schädliche und den Menschen überlastende Anforderung als Dis-Stress. Stress, der nicht überfordert, nennen sie Eu-Stress. Destruktiver Stress ist ein Ungleichgewicht zwischen Anforderungen und den persönlichen Möglichkeiten und Ressourcen, wie Leistungsfähigkeit, Zeit und Erwartungen. Eine Stressbelastung kann auch aus Unterforderung oder gefühlter Sinnlosigkeit resultieren, die den Menschen nicht selten zu unangemessenen und selbstschädigenden Verhaltensweisen zwingt.

Wie so oft im Leben bewahrheitet sich auch hier der Satz: „Die Dosis macht das Gift." Solange der menschliche Organismus die Stresssituation ohne gesundheitliche Beeinträchtigung bewältigen kann, ist der Stress weitgehend unproblematisch. Maßgeblich ist nicht, ob Sie eine Stressbelastung lange aushalten, sondern ob Sie selbst etwas zur Veränderung der Situation unternehmen können bzw. wie Sie innerlich auf einen Stressauslöser reagieren.

Die Herausforderung und zugleich die Chance besteht darin zu lernen, wie Sie mit Ihrer Situation umgehen und wie Sie Ihre körperlichen, mentalen und emotionalen Reaktionen steuern können. Ihre Emotionen in den Griff zu bekommen, während Sie Stress erleben, statt erst hinterher, das transformiert Ihre gewohnte Stresssituation. Diese Bewältigung bedeutet, dass das Herz seine natürliche Regulationsfähigkeit aufrecht erhalten kann. Das hat wiederum zur Folge, dass sich der gesamte Organismus in seiner natürlichen Ordnung und Balance befindet und damit Krankheits- und Alterungsprozessen entgegenwirkt.

Wussten Sie, dass wir auf die Herzfrequenz und die Herzkohärenz gezielt und bewusst Einfluss nehmen

Das physische Herz

können? Emotionen sind allerdings weit weniger direkt kontrollierbar als beispielsweise motorische Körperfunktionen. Deswegen funktioniert es auch nicht, sich in einer Angstsituation zu befehlen, keine Angst zu haben. Die Einflussnahme auf das limbische System – und damit die tiefsten Schichten des menschlichen Gehirns – gelingt nicht über das logische Denken. Neueste Forschungsergebnisse zeigen, dass vor allem das Herz diesen Einfluss ermöglicht. Führend in der wissenschaftlichen Erkundung der Herzbedeutung ist das Heart-Math-Institut in den USA. Dessen Forscher haben zahlreiche anerkannte Studien hierzu durchgeführt, indem sie die Funktionsweise des Herzens auf unterschiedlichen Ebenen untersucht haben. In den vergangenen zwei Jahrzehnten wurde von ihnen validiert nachgewiesen, was vergangene Kulturen und die sogenannten alten Weisen und Mystiker längst wussten: Das Herz ist unser Zentrum.

Oft genügt schon ein tiefer Atemzug, der uns zum Innehalten bringt, um gewisse Reaktionsschleifen zu durchbrechen. Wir versetzen unser System damit zumindest wieder in eine neutrale Ausgangsposition, weil eine gleichmäßige Atmung auf der Körperebene ein gutes Quantum an Balance ermöglicht.

Der Experte für Körpersprache Samy Molcho betont: „Was wir sind, sind wir in unserem Körper. Der Körper ist der Handschuh der Seele, seine Sprache das Wort des Herzens. Jede innere Bewegung, Gefühle, Emotionen und Wünsche drücken sich durch unseren Körper aus."

Der Schlüssel zu tiefer Kohärenz ist das Erleben echter positiver Gefühle. Studien zeigen, dass es zu kohärenten Mustern der Herzratenvariabilität und der Hirnströme, zu einer harmonischeren Atmung und damit zu einem ausgeglichenen autonomen Nervensystem führt, wenn man sich per Vorstellungskraft auf sein Herz und auf positive Gefühle konzentriert. Mit einer Bewusstwerdung des Herzens über die Atmung und einer positiven emotionalen Erinnerung haben wir die Möglichkeit unser Herz umzustimmen. Der Verstand wäre aus sich heraus nicht in der Lage, der Situation eine neue emotionale Färbung zu geben. Dabei geht es nicht darum, negative Gefühle zu verdrängen, zu unterdrücken oder zu ignorieren. Die Absicht lautet vielmehr, bewusst und willentlich die eigene Gefühlssituation zu erkennen und selbst zu steuern, statt ihr hilflos ausgeliefert zu sein.

Einen kohärenten Gesamtzustand erreichen Sie also durch drei Faktoren: durch die Qualität der Aufmerksamkeit, durch den Rhythmus des Atems und durch die emotionale Ausrichtung. Dadurch sind Sie physisch, mental und emotional in einem Zustand größtmöglicher Kraft und Effizienz und spüren gleichzeitig Freude und Leichtigkeit. Hier zeigt sich deutlich der Zusammenhang in der Matrix zwischen der physischen, der mentalen und der emotionalen Ebene. Mit der folgenden Übung können Sie auf einfache Weise die Herzkohärenz in sich selbst entstehen lassen.

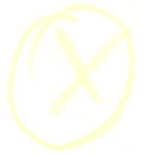

Übung Herzkohärenz

1. Herzfokus

Richten Sie Ihre Aufmerksamkeit auf die Herzregion. Wenn Sie möchten, können Sie zur Unterstützung die Hand aufs Herz legen. Wenn die Gedanken abschweifen, lenken Sie sie einfach wieder zurück auf Ihre Herzgegend.

2. Atemfokus

Während Sie sich auf Ihren Herzbereich konzentrieren, achten Sie darauf, wie Ihr Atem gleichmäßig ein- und ausströmt. Bleiben Sie mit Ihrer Aufmerksamkeit auf die Herzgegend konzentriert. Ihre Atmung und Ihr Herzrhythmus gleichen sich einander an. Machen Sie es so lange, bis Ihr Atem gleichmäßig fließt und Sie ihn nicht mehr forcieren.

3. Gefühlsfokus

Atmen Sie weiterhin gleichmäßig und bleiben Sie mit der Aufmerksamkeit bei Ihrem Herzen. Erinnern Sie sich dabei an ein gutes Gefühl, an eine Gelegenheit, als Sie sich sehr wohl fühlten, und versuchen Sie, dieses Gefühl erneut zu erleben. Es mag ein Wahrnehmen von Wertschätzung, Liebe oder Fürsorge für eine bestimmte Person oder ein Haustier sein, oder ein Ort, wo Sie sich gerne aufhalten, oder eine Tätigkeit, die Ihnen Freude bereitet. Sobald Sie ein positives Gefühl gefunden haben, behalten Sie es bei, indem Sie sich weiterhin auf Ihr Herz und Ihre Atmung konzentrieren.

Das physische Herz – Fazit und Nutzen

❖ *Das Herz ist ein Stromerzeuger mit 2,5 Watt elektrischer Leistung.*

❖ *Die Herzratenvariabilität (HRV) ist ein Marker für Vitalität und Leistungsvermögen.*

❖ *Die HRV wird von allem beeinflusst, was wir denken, fühlen und tun.*

❖ *Kohärenz bedeutet Harmonie im System – hier ist besonders die Herzharmonie gemeint.*

❖ *Die Atmung ist ein wichtiger Schlüssel für die physische Kohärenz.*

❖ *Inkohärenz bedeutet Stress für das gesamte menschliche System.*

❖ *Unter Stress und Inkohärenz gibt es Veränderungen im Nervensystem (Sympathikus und Parasympathikus).*

❖ *Fünf Minuten Ärger setzen das Immunsystem für sechs Stunden herab; fünf Minuten im Wohlfühlmodus heben dessen Leistung für sechs Stunden an.*

❖ *Stresshormone versus Wohlfühlhormone: Die Pegel beeinflussen sich gegenseitig. Das Stresshormon Kortisol zerstört Zellen im Körper und beschleunigt Alterungsprozesse; das Wohlfühlhormon DHEA ist ein Jungbrunnen- und Anti-Aging-Hormon.*

❖ *Das Herz ist eine Hormondrüse; es erzeugt unter anderem das Liebeshormon Oxytozin, das wir für Nähe, Partnerschaft, Liebe, Vertrauen und soziale Interaktion benötigen.*

❖ *Herzratenvariabilität und Kohärenz lassen sich sehr einfach steuern mit der Herzkohärenzübung: Fokus aufs Herz – Fokus auf die Atmung – Fokus aufs Gefühl.*

Hinweis für Berater und Coaches

Wenn Klienten mit einem Herz(ens)thema ein Coaching wahrnehmen, dann hat das unterschiedliche Gründe. Die meisten kommen mit Stresssymptomen und wünschen sich eine schnelle Lösung ihrer Probleme. Erfahrungsgemäß hilft es dem Klienten wenig, seine unterschiedlichen Stressauslöser detailliert zu analysieren. Auch Ratschläge, den Alltag anders zu organisieren und Stressoren zu meiden, sind oftmals nicht zielführend und selten nachhaltig.

Der Stress ist die Symptomebene. Meist liegen die wahren Ursachen deutlich tiefer und möchten im Coaching erkannt und gezielt gelöst werden. Wichtig ist es, dem Klienten Möglichkeiten an die Hand zu geben, die einfach und alltagstauglich sind, damit er sie gut in sein Leben integrieren kann. Alles, was er selbst für sich tun kann, stärkt seine Eigenständigkeit und erhöht seine Verantwortung für sein eigenes Wohl.

Um sich mit Coaching von der Therapie abzugrenzen, ist es wichtig, den Klienten darauf hinzuweisen, dass die Herzkohärenzmethode eine gute Ergänzung zu medizinisch-therapeutischen Maßnahmen darstellen kann, dass sie aber einen Arzt oder Heilpraktiker in keinem Fall ersetzt.

Die Herzkohärenzmethode hat eine sehr tiefgreifende Wirkung und möchte sorgfältig angewandt werden. Unterstützende HRV-Softwareprogramme setzen eine professionelle Anwendung und damit eine fundierte Ausbildung voraus.

Das Herz hat seine Gründe,
die der Verstand nicht kennt.

Blaise Pascal

Das mentale Herz

Kopf und Herz sind für viele Menschen ein krasser Gegensatz. Einige sehen darin vielmehr ein Entweder-oder (also entweder Verstand oder Gefühl) statt ein Sowohl-als-auch. Wie stark der Zusammenhang zwischen beiden tatsächlich ist, wird uns im täglichen Leben nicht immer bewusst.

Das Herz, so zeigen wissenschaftliche Untersuchungen, ist ein Sinnesorgan mit einem eigenen Nervensystem. Es existiert inzwischen sogar ein ganz eigenes Forschungsfeld zu dieser Thematik, sie wird als Neurokardiologie bezeichnet. Die akademischen Wissenschaften für Herz und Gefäße (Kardiologie und Angiologie) sowie für das Nervensystem (Neurologie) haben die gleichen Wurzeln. Trotz des Wissens um das Zusammenwirken der Organe Herz und Gehirn, ging im Zuge der Spezialisierung die Erkenntnis teilweise verloren, dass sich diese Disziplinen beträchtlich überschneiden.

Das Herzgehirn

In der Tat ist das Herz ein hochkomplexes, organisiertes, sensorisches Organ mit einem „kleinen Gehirn", denn es besteht aus dem gleichen Typus von Nervenzellen wie das Kopf-Gehirn. Es enthält etwa 40.000 mit den Hirnzellen mehr oder weniger identische Neuronen, die ein eigenständiges und vom Gehirn und dem autonomen Nervensystem unabhängig agierendes Netzwerk bilden. Trotz seiner Autonomie kommuniziert das Herz über vielfältige Wege mit dem Gehirn und beeinflusst dessen Tätigkeit. Der Informationsaustausch erfolgt größtenteils über Nervenfasern, die sich durch das Rückenmark ziehen, auch Herz-Hirn-Achse genannt.

„Manchmal steigt einem das Herz zu Kopf", so sagt der Volksmund. Tatsächlich, wenn das Herz im Harmoniemodus arbeitet, zeigt auch das EEG beim Aufzeichnen der Hirnströme ein harmonisches Muster, was als Herz-Hirn-Kohärenz bezeichnet wird. Das Gehirn weist dann Gehirnströme im Alpha-Wellenbereich auf, der zwischen 8 und 13 Hertz liegt. Durch diese ständige Kommunikation hat das Herz tiefgreifende Auswirkungen auf die höheren Zentren des Gehirns und damit auf Wahrnehmung, Emotionen, Lern- und Anpassungsfähigkeit sowie das Denk- und Konzentrationsvermögen. Dabei werden deutlich mehr Informationen vom Herz ans Gehirn gesendet als etwa umgekehrt. Ein weiteres Indiz dafür ist die Tatsache, dass das Herz bei einem Embryo längst voll entwickelt arbeitet, noch bevor sich die erste Hirnzelle überhaupt ausgebildet hat. Schlussfolgernd muss das Herz mehr Steuerung über das Gehirn haben als anders herum.

Wenn von Herzkohärenz die Rede ist, dann ist immer zugleich eine Herz-Hirn-Kohärenz der Fall. Auch weitere Organsysteme wechseln synchron in einen kohärenten Modus, da das Herz sein harmonisches Signal an das gesamte Zell- und Organsystem sendet. Es ist praktisch das Hauptregelwerk von Harmonie und Balance im Menschen. Demnach tragen das Herz und sein entsprechender Kohärenzgrad immens zur allgemeinen Befindlichkeit bei.

Inkohärenz macht dumm

In einem inkohärenten Zustand reduziert sich die Leistung des Großhirns immens. Denkleistung und Konzentrationsvermögen sowie Entscheidungsfähigkeit nehmen deutlich ab. Nur im kohärenten Modus ist das Gehirn voll leistungsfähig und zu positivem, lösungsorientiertem, kreativem und intuitivem Denken in der Lage. Auch dafür findet man die Erklärung wieder in der Stressforschung. Das Reduzieren der Großhirnleistung unter Stress ist ein archaisches Muster. Fachleute bezeichnen diesen Zustand als sogenannte kortikale Hemmung. Dies leitet sich ab vom Neokortex, dem lateinischen Begriff für die Großhirnrinde (lat. *cortex* = *Rinde*).

Für unsere steinzeitlichen Ahnen war das, was wir heute Stress nennen, gleichbedeutend mit Lebensgefahr. Der menschliche Körper reagiert noch heute auf Stresssituationen nach einem eingefahrenen Schema wie vor Millionen Jahren, als unsere Vorfahren noch Jäger und Sammler waren. Flucht, Kampf und Lähmung sind die genetisch festgelegten Grundreaktionsmuster. Stresshormone werden freigesetzt. Dadurch mobilisiert der Organismus sämtliche Energiereserven wie Zucker und Fett, erhöht den Blutdruck und die Herzfrequenz, beschleunigt die Atmung. Die Muskulatur wird auf Leistung eingestellt. Anspannung ist die Folge, die ein

Hauptindikator von Stress ist. Möglicherweise kennen Sie manche dieser Phänomene von sich selbst, wenn Sie unter Stress stehen. Wenn nun der Körper – ob steinzeitlich oder modern – Stress wahrnimmt, wird die Leistung der Großhirnrinde automatisch reduziert. Dies lässt sich vereinfacht damit erklären, dass es in einer gefährlichen Situation nicht aufs Denken ankommt, sondern aufs Handeln. Das Individuum muss blitzschnell reagieren können, indem es entweder den (mutmaßlichen) Feind bekämpft, vor ihm flieht oder indem es Nervenstärke beweist und in Unbeweglichkeit verharrt, bis die vermeintliche Gefahr vorüber ist. Bei Tieren nennt man das den Totstell-Reflex. Je höher die Konzentration an Stresshormonen im Blut ist, desto weniger Leistung erbringt der Neokortex. Im höchsten Grad kommt es zu der genannten kortikalen Hemmung. Laien bezeichnen es schlicht als Blackout – eine Art Ausnahmezustand, in dem man nicht mehr bewusst steuern kann, was man sagt oder tut.

Kennen Sie es, dass Sie in einem Moment von heftiger Wut Verhaltensweisen an den Tag legen und Dinge sagen, die Sie in dem Augenblick nicht unter Ihrer bewussten Kontrolle haben und im Nachhinein bitter bereuen? Ich habe früher einige Jahre in einer Dienstleistungsbranche gearbeitet. In dieser Zeit habe ich etliche aufgebrachte und zornige Kunden erlebt, die, laienhaft ausgedrückt, total ausgerastet sind und äußerst ausfallend, teils sogar handgreiflich wurden, wenn sie sich massiv geärgert haben. Meine Kollegen und ich haben allerdings auch diverse Pralinenschachteln, Sektflaschen oder Blumensträuße erhalten, was tiefe Reue hat

Das mentale Herz

durchblicken lassen, wenn sich nach einem Wutausbruch der Verstand und das Bewusstsein über die vorangegangene Handlung wieder zugeschaltet haben ...

Je mehr das System in Richtung Blackout steuert, desto stärker wird es, statt vom Neokortex, vom Stammhirn regiert. Dieses kann nicht logisch oder folgerichtig denken. Es steuert auf instinktive Weise hauptsächlich überlebenswichtige Funktionen und lässt dem Lebewesen – ob Mensch oder Säugetier – im Akutfall nur die drei sehr archaischen Reaktionsweisen: Kampf, Flucht oder Lähmung. Dieses Programm kann niemand willentlich durchbrechen, es ist genetisch festgelegt.

Selbst wenn wir den Extremfall Blackout im Alltag nicht so oft erleben, so kennen doch viele von uns die ersten Anzeichen der mentalen Stressachse. Von Vergesslichkeit, Konzentrationsschwäche, Denkblockaden, Gedankenkreisel bis hin zu Albträumen oder manchmal auch Wortfindungsstörungen in Gesprächen. Unkonzentriert und fahrig häufen sich Fehler bei allem, was wir tun. Entscheidungen, die wir in einem solchen Modus treffen, bereuen wir später nur allzu oft.

Akutstress versus Dauerstress

Der beschriebene Blackout ist häufig eine Reaktion in einer Akutstresssituation. Beispiele aus dem Alltag könnten sein: Ein hitziger Konflikt bei dem Sie jemand anschreit und beleidigt, eine abrupte Notbremsung auf der Autobahn, weil jemand vor Ihnen plötzlich die Spur wechselt, oder ein Schreckmoment, bei dem Ihnen siedend heiß einfällt, dass Sie etwas sehr Wichtiges vergessen haben. Solche Dinge kommen vor und das von Adrenalin gesteuerte Alarmprogramm versetzt Sie binnen kurzem in absolute Aktionsbereitschaft, weil es Ihr System in Windeseile hochfährt. Das endet nicht zwangsläufig im Blackout. Dieser folgt nur, wenn zu starke Emotionen ein zu hohes Maß an Adrenalin hervorrufen. In der Vorstufe macht es Sie erst einmal aktiv und handlungsfähig. Dieser extreme Grad an Wachheit lässt sich aber nicht lange aufrecht erhalten, der Energieverbrauch wäre viel zu hoch. Er hält daher meist nur wenige Minuten an. Das Adrenalin wird vom Körper relativ schnell wieder abgebaut und der Organismus wird zurück in den neutralen Ausgangszustand versetzt.

Anders verhält es sich bei Dauerstress, der auch als chronischer Stress bezeichnet wird. Damit sind nicht, wie beim Akutstress, die großen, heftigen Ereignisse gemeint, die einen kurzfristig aber intensiv aus der inneren Mitte katapultieren. Dauerstress ist die Ansammlung der vielen kleinen, immer wiederkehrenden, alltäglichen Begebenheiten, die zu schleichenden Krafträubern werden. Er ist vergleichbar mit vielen kleinen Steinchen, die Sie in einen Rucksack laden. Jedes Steinchen an sich wiegt nicht so schwer, doch deren Anzahl und das stetige mit sich Herumtragen machen den Rucksack auf Dauer zur Tortur.

Ein Beispiel wäre die alleinerziehende Mutter, die in Teilzeit arbeitet. Jeden Tag muss sie pünktlich um 14 Uhr ihren Arbeitsplatz verlassen, um ihr Kind von der Kita abzuholen. Ihr Chef legt ihr allerdings gerne, meist kurz vor Feierabend, noch einen Stapel mit der Aufschrift „dringend" auf den Tisch. Für sie bedeutet es jeden Tag aufs Neue eine innere Anspannung, ob es ihr heute gelingt, zeitig das Bürogebäude zu verlassen und hoffentlich ohne Stau pünktlich im Hort anzukommen.

Ein weiteres Exempel wäre der Familienvater und Versorger, dessen Arbeitsplatz gefährdet ist, da das Unternehmen seit geraumer Zeit von einer Insolvenz bedroht ist. Die drohende Arbeitslosigkeit hängt seit Monaten wie ein Damoklesschwert über der Familie. Die Frage, wie dann die Hypothekenraten fürs Eigenheim bezahlt werden sollen, raubt ihm nicht selten den nächtlichen Schlaf. Auch eine langwierige Krankheit, die das aktive Leben beeinträchtigt, oder die Langzeitpflege eines chronisch kranken Angehörigen, die nebenberuflich geleistet wird und zur Doppelbelastung führt, bedeuten Dauerstress. Chronisch wird Stress außerdem, wenn Termine und sogenannte Deadlines im Kalender dauerhaft zu eng und dicht liegen oder wenn Vorgaben zu hoch und damit nicht erfüllbar sind.

Dauerstress wird fast immer begleitet von ständig wiederkehrenden Gedankenkreiseln wie beispielsweise „Ich kann nicht mehr", „Das halte ich nicht mehr aus", oder gar „Ich kann nichts daran ändern". Sie stehen für ein sehr hohes, mentales Stresslevel.

Anders als beim Adrenalin, das bei Akutstress den Körper kurzfristig in Leistungsbereitschaft versetzt und schnell wieder abgebaut wird, steigt bei Dauerstress der Kortisolspiegel im Organismus langsam, aber stetig an. Zudem fährt der Körper danach die Konzentration von Kortisol im Blut meist nicht wieder auf das Normal-level herunter, denn es würde einen höheren Energie-aufwand bedeuten, das Hormon auf die sonst übliche Menge herabzusetzen, statt sie nur leicht zu reduzie-ren. Dann muss das System im nächsten Stressmoment nicht wieder ganz von vorne mit der Produktion begin-nen. So erhöht sich bei chronischem Stress der Spiegel an Stresshormonen kontinuierlich über einen längeren Zeitraum. Im Schaubild ist dies deutlich zu sehen:

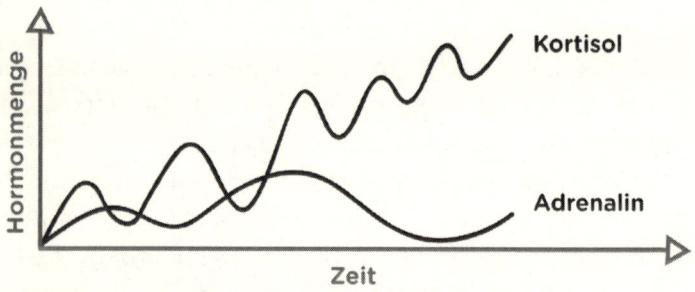

Kortisol wirkt zerstörend auf Zellen. Ein Zuviel davon lässt den Körper nicht nur schneller altern, es macht auch dumm, denn es vernichtet Zellen im Hippocam-pus. Diese Hirnregion ist unser Gedächtnisorganisator. Er sorgt dafür, dass Erinnerungen und Gelerntes quasi am richtigen Ort abgelegt und später wieder abgerufen werden können. Anerkannte Studien haben bereits ei-nen deutlichen Zusammenhang zwischen einem dau-erhaft zu hohen Kortisolspiegel und Alzheimer Demenz nachgewiesen.

Rufen wir uns noch einmal in Erinnerung, dass ein Zu-viel an Kortisol eine Folge von häufiger Inkohärenz ist.

Anders ausgedrückt: Im Zustand der Herzharmonie können wir bewusst und gezielt Wohlfühlhormone produzieren und somit dem Kortisol absichtsvoll entgegenwirken.

Verbindung der Hirnhemisphären blockiert

Befinden wir uns im Gleichgewicht, können unsere beiden Großhirnhälften, auch Hemisphären genannt, gut zusammenarbeiten. Dafür sorgt der sogenannte Corpus Callosum, ein Bündel von Nervenfasern, das beide Hirnhälften verknüpft, sie integrativ zusammenwirken lässt und so den Informationsfluss ermöglicht. Zwar sind beide Hälften anatomisch gleich aufgebaut, doch funktionell bestehen deutliche Unterschiede. Die linke Gehirnhälfte, auch Logikhemisphäre genannt, denkt logisch, analytisch, schlussfolgernd und sie verknüpft nacheinander lineare Einzelheiten. Die rechte Gehirnhälfte, auch als Gestalthemisphäre bezeichnet, erkennt und berücksichtigt Zusammenhänge, arbeitet mit Bildern und Gefühlen sowie mit rhythmischen und künstlerischen Aspekten.

Stress, ob akut oder chronisch, kann das beidseitige Denken blockieren, denn wir greifen dann überwiegend auf unsere dominante Großhirnhälfte zurück. Prinzipiell hat jeder Mensch eine Hemisphäre, die er lieber und häufiger benutzt. Es hat damit zu tun, wie er als Kind von seinen Eltern und anderen Lebenslehrern seiner Umwelt geprägt wurde. Das macht ihn später entweder zu einem eher rationalen oder eher emotionalen Zeitgenossen.

Wenn nun jemand in einem Belastungsmoment, in dem es auf präzises, analytisches Erkennen der Umstände ankommt, hauptsächlich emotional, weinerlich oder gar hysterisch reagiert, ist dies kaum zielführend. Ebenso hinderlich ist der umgekehrte Fall, wenn die Situation Mitgefühl und Hilfsbereitschaft erfordert und man reagiert kühl und berechnend. Dies ist ein Automatismus, der sich nicht willentlich steuern lässt. Je intensiver der empfundene Stress, desto einseitiger die Hemisphärennutzung. Der Stress beeinflusst den Grad an Kohärenz des Herzens und dieser wiederum den des Gehirns.

Neben dem bewussten Herbeiführen der Herz-Hirn-Kohärenz haben sich in einem Heartness Coaching Elemente aus der Edu-Kinestetik, dem Brain-Gym, bewährt. Sie führen zu Entstressung auf körperlicher, mentaler und emotionaler Ebene ohne die der Coachingprozess gar nicht möglich wäre.

Menschen mit ausgeprägter Linkshirndominanz und fehlender Integration beider Großhirnhälften haben meist Schwierigkeiten, wirklich ins Gefühl zu kommen. Sie können den dritten Schritt der Kohärenzübung kaum vollziehen. Selbst wenn sie die Bauchatmung gut beherrschen und in der Lage sind, sich eine positive Situation vorzustellen, so können sie das dazugehörige Gefühl wie Liebe oder Fürsorge nicht wirklich tiefgehend empfinden. Auf die Einladung, sie mögen in ihr Herz gehen, reagieren sie mit fragenden Blicken und einem verständnislosen „Wie geht denn das?!" In der Tat ist es manchem physiologisch kaum möglich, auf die ganzheitlich-emotionale Hemisphäre zuzugreifen, wenn die Verbindung im besagten Corpus Callosum, der „Autobahn" zwischen den beiden Großhirnhälften, zu gering ausgeprägt ist. Diese arbeiten dann überwiegend getrennt voneinander. Selbst der Volksmund kennt dieses Phänomen, wenn er sagt: „Du denkst so einseitig!"

Bei einem Kleinkind werden in der Krabbelphase die beiden Hemisphären intensiv miteinander verknüpft. Wenn es einige Wochen lang ausgiebig krabbelt, sorgt dieses spezifische Bewegungsmuster für die entsprechende Vernetzung und Stärkung des Corpus Callosum. Das tut jedoch nicht jedes Kind, denn so manches läuft äußerst schnell und überspringt quasi die Krabbelphase, oder es macht nur robbende Bewegungen, ohne die rechte und linke Körperseite zu überkreuzen.

Um den Zugang zu beiden Großhirnhälften auch nachträglich in einer späteren Lebensphase zu ermöglichen, gilt es den Corpus Callosum zu kräftigen. Dabei helfen unterschiedliche Brain-Gym-Übungen und Methoden. Sie aktivieren und synchronisieren die Hemisphären. Insbesondere wenn beide Großhirnhälften dauerhaft integriert und verbunden werden, wird dem Klienten auf der Körperebene der Zugang zu seinen Gefühlen überhaupt erst möglich. Die Praktiken helfen außerdem, Stressreaktionen gezielt zu reduzieren und damit innerlich wieder in einen neutralen Modus zu gelangen.

Kohärenz ermöglicht Kreativität

Inzwischen haben wir eingehend beleuchtet, dass unser logisches Denken in schwierigen und stressigen Momenten stark beeinträchtig ist. Dies gilt auch für Lösungsorientierung, Intuition und Kreativität, denn sie werden vom Neokortex, dem Großhirn, ermöglicht. Genau betrachtet werden diese Aspekte von dem Teil des Gehirns bewirkt, der direkt hinter der Stirn liegt, dem sogenannten präfrontalen Kortex.

Unter Stress, Druck und Hektik greift unser Gehirn aber lieber auf Altbewährtes zurück. Das geht schneller und spart sowohl Zeit als auch Energie. Man überlegt nicht lange, sondern macht seinen alten Stiefel. Kreativität ist jedoch zwingend notwendig, um neue Wege zu gehen und innovative Lösungen zu finden. Wie schon das Wort sagt, kreiert man veränderte Vorgehensweisen und verlässt dadurch die eingefahrenen Muster.

Das Hirn schaltet auf Autopilot

Wenn die höheren Zentren des Gehirns durch Überbelastung blockiert sind und die archaischen Hirnregionen die Überhand haben, dann bedeutet das auch, dass wir physiologisch gesehen gar nicht mehr in der Lage sind, kreativ und lösungsorientiert zu denken. Wir können dann nur auf alte, automatisierte und konditionierte Denkmuster, Handlungsweisen und innere Überzeugungen zurückgreifen. Diese sind üblicherweise das Ergebnis lebenslangen „Programmierens" und werden

im Laufe des Lebens aufgrund von Erfahrungen angelegt. Aus neuesten Erkenntnissen der Molekularbiolo-
gie weiß man, dass diese auch auf der Zellebene und in
neuronalen Verschaltungen im Gehirn verankert sind.

Viele Verhaltensweisen, die in der Vergangenheit
dienlich waren, sind heute oft nicht mehr zuträglich für
uns. Sie wurden in einer früheren Lebensphase angelegt, als eine gewisse Reaktionsweise in einer bestimmten Situation passend erschien. Das Zugreifen auf diese
alten Muster ist allerdings kein logischer Akt, sondern
ein automatisierter.

Deshalb lassen sich diese Prägungen mit einer bloßen
Willenserklärung nicht verändern. Auch durch positives
Denken, selbst durch Verhaltenstraining, kann man sie
nur schwer beeinflussen, da der bewusste Verstand er-
wiesenermaßen kaum Wirkung auf unterbewusste oder
gar zelluläre und neuronale Vorgänge ausüben kann.
Studien der Neurowissenschaft zeigen, dass etwa 95 %
des Bewusstseins in Wirklichkeit unbewusst sind. Das
Unterbewusstsein ist der Speicher für Verhalten, Werte
und Überzeugungen. Sie formen unsere Wahrnehmung
über die Welt und dirigieren, ähnlich wie ein Autopilot,
unser Verhalten als Reaktion auf diese Wahrnehmung.

Stress wird oft durch Einstellungen und Prägungen im
Unterbewusstsein erzeugt. Immer dann, wenn ein
Wunsch oder Ziel, das Ihr bewusster Verstand formuliert hat, nicht mit Ihren inneren, unbewussten Überzeugungen übereinstimmt, entsteht in Ihnen eine
Stresssituation und Sie fühlen sich buchstäblich innerlich zerrissen. Sie können sich diese Situation bildlich so

vorstellen: Ihr bewusster Verstand, dem etwa 5 % vom Bewusstsein zugeschrieben werden, gleicht einem Vöglein. Dieses möchte mit seinen Wünschen und Vorstellungen in Richtung Osten fliegen. Gleichzeitig ist es jedoch festgebunden an einen Schnellzug. Dieser steht symbolisch für das Unterbewusstsein, dem die übrigen 95 % zugeordnet werden. Der Schnellzug, mit all seinen Prägungen und festgelegten Programmen, rast allerdings in die entgegengesetzte Richtung, nach Westen. Es erübrigt sich zu sagen, was das mit dem kleinen Vogel macht.

Fakt ist, dass wir im inkohärenten Modus nur Zugang zu unseren alten Speichern im Unterbewusstsein haben, also eben nicht zum bewussten Verstand. Wie von einem Automatismus gesteuert greifen wir auf Konditionierungen zurück. Um neue, bessere Lösungen zu kreieren, müsste unser Hirn Areale benutzen, die es allerdings nur in der Kohärenz erreicht.

Gehen wir nun bewusst in den herzharmonischen Zustand, dann kann auch das Gehirn wieder in einen kohärenten Modus wechseln. Nur so gelingt es, die Großhirnrinde wieder zuzuschalten und einen Zugang zu kreativen Lösungen zu ermöglichen. Erst jetzt haben wir Zugriff auf Areale im Stirnhirn, dem präfrontalen Kortex, die positiv, kreativ und lösungsorientiert denken können. Wer gedanklich und emotional ewig in „Warum-Warum-Schleifen" festhängt, kann nur auf alte Denk- und Verhaltensmuster zurückgreifen, aus denen es willentlich kaum ein Entrinnen gibt. Das Herz ermöglicht den Ausstieg aus diesem Hamsterrad.

IQ und EQ in Balance

Ist ein Organismus im herzkohärenten Modus, wird synchron über die Herz-Hirn-Achse immer auch eine Hirnkohärenz erzeugt, die man an gleichmäßigen Gehirnströmen erkennt. Das ergibt sich, weil das Herz sein kohärentes Signal an das Gehirn sendet. Schlussfolgernd bedeutet das eine Art Joint-Venture zwischen Herz und Hirn, da die beiden nun harmonisch im Einklang miteinander kommunizieren und nicht gegeneinander. Diese geistige und emotionale Übereinstimmung bedeutet im Alltag, dass wir nicht in einer inneren Zerrissenheit feststecken, wenn das Herz in die eine Richtung und der Verstand in die andere tendieren.

Viele Menschen treffen Entscheidungen ausschließlich rational, indem sie Vor- und Nachteile abwägen und ihren Verstand beschließen lassen, was vermutlich die bessere Variante ist. Leider hat der Verstand viel zu wenig Spielraum, um alle Eventualitäten abzuwägen. Und da er analytisch vorgeht, bleiben die Gefühle außen vor. Emotionale Menschen lassen dem Herz, wenn nicht sogar dem Bauch, den Vortritt und gehen nur nach dem Gefühl. Doch auch das muss nicht immer die richtige Entscheidung ergeben, denn der Verstand hat seine Daseinsberechtigung und möchte mit einbezogen werden. Wenn Kopf und Herz in dieselbe Richtung marschieren, dann fallen uns Entscheidungen erfahrungsgemäß leicht, und sie erweisen sich im Nachhinein meist als richtig. Wenn Kopf und Herz auseinander driften, gibt es ein dauerndes Hin und Her, ein ewiges inneres Ja-aber.

Daniel Goleman macht in seinem Werk über die Emotionale Intelligenz die Aussage, dass Menschen, die ihr Leben mit all seinen Herausforderungen meistern, vor allem über einen hohen emotionalen Quotienten – den so genannten EQ – verfügen, der ihrem Intelligenzquotienten – dem IQ – mindestens entspricht oder ihn sogar übertrifft. Je mehr Emotio, also Herz, und Ratio, sprich Hirn, nicht als Gegenspieler agieren, sondern im Einklang sind, desto besser können uns beide im Alltag unterstützen, weil wir dann *wissen* und *fühlen*, was wir tun.

So manches Wirtschaftsunternehmen könnte deutlich profitieren, wenn es mehr Herz-Hirn-kohärente Führungskräfte und Entscheider gäbe. Auch könnten Mitarbeiter in Dienstleistungsbranchen einen herzlichen Umgang mit Kunden bieten und gleichzeitig unternehmerisch und kostenbewusst agieren. Pflegepersonal könnte im hektischen Klinikalltag, der leider immer mehr von Zahlen und Zeitplänen bestimmt wird, Patienten dennoch fürsorglich und mitfühlend begegnen. Und Lehrer könnten ihren Schülern nicht nur rational-logisches Denken beibringen, sondern auch den Umgang mit Gefühlen, und wie sie selbst für eine angenehme Lernatmosphäre sorgen können.

Das Herz als Sinnesorgan und Kommunikator

Das Herz ist neuen physiologischen Erkenntnissen zufolge ein eigenes Sinnesorgan. Demnach reagiert das Herz, ebenso wie das Gehirn, auf Erfahrungen und sendet ständig Botschaften ans Gehirn. Bislang nahm man an, dass dieser Funktionsweg hauptsächlich von unseren bekannten fünf Sinnen, dem Sehen, Hören, Riechen, Schmecken und Spüren, ausgeht. Sämtliche Eindrücke dieser Sinneskanäle werden ans Gehirn weitergeleitet. Dort werden sie einer Art Prüfung unterzogen. Falls das Gehirn einen bestimmen Reiz schon kennt und dazu sowohl eine Emotion als auch ein Reaktionsmuster abgespeichert hat, werden diese sofort reflexartig abgerufen. Das passiert so schnell und meist jenseits des bewussten Verstandes, dass wir dieses sogenannte Reiz-Reaktionsmuster kaum willentlich beeinflussen können. Grundsätzlich ist das positiv, denn unser Gehirn arbeitet energieeffizient. Weshalb sollte es sich grundlegend neu mit etwas befassen, das in der Datenbank längst angelegt ist? Das ist der Grund, weshalb wir oft auf Autopilot schalten. Alles, was unserem Gehirn bereits bekannt ist, wird nicht mehr neu durchdacht oder gar hinterfragt.

Relativ neu ist die Entdeckung der Wissenschaft, dass das Herz noch vor allen anderen Sinnesorganen Informationen aus der Umwelt empfängt. Erstaunlicherweise – dies wurde in einer großflächigen Studie bewiesen – nimmt das Herz Reize bereits bis zu sechs Sekunden vor deren Entstehung wahr und meldet dann seine Betrachtungsweise über den Vagus-Nerv ans Gehirn.

Verständlicherweise fällt die Interpretation unserer Umwelt im herzkohärenten Modus anders aus als im Zustand der Inkohärenz. Durch emotionale Kohärenz können Sie gleichzeitig eine höhere kognitive Kohärenz erzielen. Das bedeutet schlicht, Ihr Hirn verzeichnet weniger Ausfälle in seiner Leistungsfähigkeit. Der Grad an mentaler und emotionaler Einstellung kann erheblich variieren. Wenn sie nicht synchron sind, ist auch Ihre Wahrnehmung ziemlich eingeschränkt. Sind sie jedoch synchron, erweitert sich Ihr Bewusstsein. Seh-, Hör- und Empfindungsvermögen, geistige Klarheit sowie Gefühlszustände werden stark vom Grad der mentalen und emotionalen Übereinstimmung beeinflusst.

Das Herz spielt eine Schlüsselrolle bei der Herstellung von mentaler und emotionaler Kohärenz, die wiederum zu mehr Kohärenz im gesamten Körper- und Organsystem führt. Hier zeigt sich eine wichtige Schnittstelle in der Matrix zwischen der physischen, der mentalen und der emotionalen Ebene. Gesundheit, Vitalität und geistige Leistungsfähigkeit sind die eine Seite der Medaille. Die andere Seite zeigt sich im gefühlten Wohlbefinden, dem bewussten Erleben positiver Gefühle: Liebe, Freude, Lebensglück und Lebenssinn, wonach viele von uns streben.

Die folgende Übung erleichtert Ihnen, in einen Herz-Hirn-kohärenten Modus zu gelangen und von diesem ausgehend tragfähige Entscheidungen und erfolgreiche Handlungen zu ermöglichen.

Übung Herz-Hirn-Hand-Verbindung

1. Setzen oder legen Sie sich bequem hin. Wenn Sie möchten, schließen Sie die Augen.

2. Legen Sie nun Ihre rechte Hand auf Ihr Herz und Ihre linke Hand auf Ihre Stirn. Legen Sie sie nur leicht auf, es geht nicht darum, Druck oder Kraft auszuüben.

3. Nun gehen Sie mit Ihrer Aufmerksamkeit zu Ihrem Herzen, Ihrer Atmung und zu Ihren Gefühlen, bis Sie die Herzkohärenz bewusst wahrnehmen können.

4. Bleiben Sie in dem herzharmonischen, kohärenten Modus und halten Sie das gleichmäßige, tiefe Atemmuster aufrecht. Gehen Sie nun mit der Aufmerksamkeit von Ihrem Herzen zu Ihrem Gehirn. Machen Sie sich dabei bewusst, dass die Herzkohärenz automatisch auch eine Hirnkohärenz erzeugt. Wechseln Sie alternierend mit Ihrer Aufmerksamkeit zwischen Kopf und Herz.

5. Nun richten Sie Ihre Aufmerksamkeit zusätzlich auf Ihre beiden Hände, die immer noch auf dem Herzen und auf der Stirn ruhen. Machen Sie sich dabei bewusst, dass Ihnen die Herz-Hirn-Kohärenz ein übereinstimmendes Handeln und Entscheiden ermöglicht.

6. Wechseln Sie nach ein paar Minuten die Hände, so dass dann Ihre linke Hand auf dem Herzen und Ihre rechte auf der Stirn ruhen. Ihre gesamte Aufmerksamkeit umfasst nun Herz, Hirn und Hände.

Das mentale Herz – Fazit und Nutzen

❖ *Das Herz ist ein hochkomplexes, organisiertes Sinnesorgan mit einem eigenen Nervensystem.*

❖ *Das Herzgehirn ähnelt mit seinen 40.000 Nervenzellen dem Kopfgehirn; es handelt sich um den gleichen Zelltypus.*

❖ *Das Herz kommuniziert mit dem Hirn über das Nervensystem; dabei fließen mehr Informationen vom Herz zum Gehirn als umgekehrt.*

❖ *Das Herz ist ein Wahrnehmungsorgan, das zusätzlich zu den bekannten fünf Sinnen Eindrücke aus der Umwelt erfasst und seine Betrachtungsweise ans Gehirn meldet.*

❖ *Herzkohärenz geht immer mit einer Hirnkohärenz einher. Höchste Inkohärenz führt zum Blackout im Gehirn.*

❖ *Nur im kohärenten Modus ist das Gehirn zu positivem, lösungsorientiertem, kreativem und intuitivem Denken fähig.*

❖ *Dauerstress lässt durch den erhöhten Kortisolspiegel Hirnzellen absterben.*

❖ *Unter Stress können die beiden Großhirnhälften nicht integrativ zusammenwirken.*

❖ *Im inkohärenten Modus können wir nur auf alte, eingefahrene Denk- und Verhaltensmuster sowie auf Konditionierungen zurückgreifen.*

❖ *Bestimmte Reiz-Reaktionsmuster lassen sich im kohärenten Zustand durchbrechen.*

❖ *IQ und EQ, und somit Hirn und Herz, bilden in der Kohärenz eine Art Joint-Venture.*

Hinweis für Berater und Coaches

Im Coaching geht es oft um Denkmuster oder Verhaltensweisen, die nicht passend oder zuträglich sind und daher verändert werden möchten. Der Klient bemerkt dies meist auch in seinem Alltag, doch er kommt aus seinem Hamsterrad nicht heraus.

Aus der Neurobiologie weiß man, dass diese Veränderung nicht per Willenserklärung geht. Ein häufiger, erfahrungsgemäß jedoch meist unzureichend gelingender Ansatz ist dann das Antrainieren neuer Verhaltensweisen.

Vorwiegend haben wir es hier mit Glaubenssätzen und Konditionierungen, also unterbewussten Prägungen, zu tun. Diese inneren Überzeugungen sind üblicherweise das Ergebnis lebenslangen „Programmierens". Inzwischen gibt es sehr gute Coachingmethoden – insbesondere aus verschiedenen Richtungen der Kinesiologie –, die diese Glaubenssätze aufspüren und nachhaltig verändern können. So kann für den Klienten innere Freiheit ermöglicht werden.

Meiner Erfahrung nach genügt es meist nicht, nur einen oder mehrere Glaubenssätze zu korrigieren. Größtenteils sind diese im Unterbewusstsein des Klienten strukturell und systemisch unsichtbar mit anderen Aspekten vernetzt. Daher gelingt eine nachhaltige Veränderung nur, wenn diese gesamte Vernetzung der inneren Themen sichtbar gemacht und ganzheitlich gelöst wird, wie es der holistische Ansatz im Coaching vorsieht.

Der kürzeste Weg für Gefühle
führt von Herz zu Herz.

Ernst Ferstl

Das emotionale Herz

Das emotionale Herz

In allen Kulturen dieser Welt ist das Herz seit jeher symbolisch und metaphorisch der Sitz der Gefühle, insbesondere der Liebe. Herz und Liebe gehören untrennbar zusammen, das ist uns seit Menschengedenken vertraut. Dass viele moderne Musikrichtungen dieses Duo besingen, ist ebenfalls nicht neu. Bereits im Mittelalter galt der Minnegesang als Liebeslyrik. Die Liebe ist ein Thema vieler literarischer Werke, quer durch alle Genres und Epochen.

Liebe ist das elementarste Gefühl, das wir kennen. Es ist noch nicht einmal nur auf den Menschen bezogen, denn selbst Tiere können Gefühle empfinden, manche Gattungen gehen gar monogame Beziehungen ein. Liebe ist der Stoff, der uns verbindet, mit uns selbst und mit allem, was ist. Liebe kann uns mit unserem Herzen, das wir in der modernen Welt so oft verleugnen, wieder in Verbindung bringen. Fernab von jeder Kitschromantik ist es das tiefste und zugleich wichtigste Gefühl im Leben. Jedes Wesen sehnt sich zutiefst nach Liebe und danach, geliebt zu werden.

Und dennoch reduzieren wir, besonders in unserer deutschen Sprache, dieses umfangreiche und so breit gefächerte Gefühl auf nur ein einziges Wort. Doch Liebe beschreibt so viele Arten des Fühlens, wie beispielsweise die bedingungslose, göttliche Liebe, in der griechischen Philosophie als Agape bezeichnet. Natürlich gibt es auch die geschlechtliche Liebe, Eros genannt, sowie die freundschaftliche Liebe, die man als Philia kennt. Nicht zu vergessen die Mutterliebe, die Nächstenliebe, die Selbstliebe und viele Arten mehr.

Gefühl, Emotion und Empfindung

Gibt es einen Unterschied zwischen Gefühl und Emotion? Diese Frage zu beantworten ist nicht immer leicht, denn in Literatur und Forschung sowie im Internet finden sich äußerst unterschiedliche und teils gegensätzliche Definitionen. Es existiert keine einheitliche Festlegung dieser beiden Begriffe. Umgangssprachlich werden „Gefühl" und „Emotion" oft gleichbedeutend verwendet. Für mich selbst und in meiner Arbeit als Coach ist die im Folgenden beschriebene Unterscheidung die sinnvollste:

Gefühle sind mit einem bewussten inneren Wahrnehmen und Fühlen verbunden, insbesondere im Herzen. Fühlen wird in unserer Sprache auch als Verb benutzt, es ist etwas, was wir tun können. Es lässt sich durch bestimmte Denk- oder Handlungsweisen bewusst erzeugen. Erinnern Sie sich noch einmal an die beiden Kurzübungen aus dem ersten Kapitel, in denen Sie sich in unterschiedliche Situationen versetzten. Hier noch einmal ein Beispiel dazu:

Begeben Sie sich in Gedanken an Ihren Lieblingsort. Wo finden Sie sich wieder? Am tropischen Strand? Auf einer Bergwiese? Am Ufer eines Sees? Spüren Sie nun in sich hinein. Welches Gefühl steigt spontan in Ihnen auf? Versuchen Sie durchaus, es genau zu benennen und nicht nur zu definieren, dass es ein positives ist.

Erinnern Sie sich jetzt an eine unangenehme Situation, die Sie kürzlich erlebt haben. Welches Bild entsteht in Ihrem Kopf? Taucht beispielsweise etwas oder jemand auf, über das/den Sie sich geärgert haben? Spüren Sie nun wieder in sich hinein. Welches konkrete Gefühl nehmen Sie spontan wahr?

Vermutlich haben Sie beobachtet, dass Ihre Gefühle auf Ihre Gedanken reagiert haben. Dies ist eine wichtige Erkenntnis. Denn vor allem die Gefühle bewirken Veränderung in uns. Deshalb reicht positives Denken alleine für wirkliche Veränderungen nicht aus, wenn wir dazu nicht auch ein gutes und antriebssteigerndes Gefühl haben.

Gefühle entstehen von alleine

Gefühle nehmen wir meist „leise" wahr. Echte Gefühle sind in der Regel von kurzer Dauer. Sie zeigen sich erfahrungsgemäß von einigen Sekunden bis wenige Minuten. Sie können wie von allein entstehen und verschwinden und werden vom limbischen System gesteuert. Dieses ist eine der ältesten Hirnregionen und dient der Verbreitung von Gefühlen und Emotionen sowie der Entstehung von Triebverhalten.

Haben Sie sich noch einmal in die zwei obigen Situationen hineinversetzt? Vermutlich haben Sie beide Male ein Gefühl wahrgenommen. Falls Sie sich jetzt noch immer in einem dieser Gefühlszustände oder Stimmungen befinden, dann können Sie diese als Emotion bezeichnen. Emotionen entstehen oft unbewusst und gehen in der Regel mit körperlichen Reaktionen einher. Schon die lateinische Wortherkunft lässt dies erkennen: *ex motion*. Das bedeutet eine Regung oder Bewegung von innen nach außen. Emotionen beschreiben eine Gemütsverfassung, eine Stimmungslage. Interessanterweise gibt es kein Verb dazu, wir können nicht „emotionieren". Emotionen können subtil oder auch sehr stark sein. Stellen Sie sich beispielsweise eine tobende Menge in der Fankurve eines Fußballstadions vor.

Eine Wahrnehmung kann sowohl als Gefühl und als Emotion auftreten. Nehmen wir etwa Wut. Sie kann ein Gefühl der Verärgerung sein, das man in einer bestimmten Situation deutlich in sich wahrnimmt. Wird die Wut ausagiert – beispielshalber durch Toben und Schreien –, ist sie eine Emotion.

Betrachten Sie einmal den deutlichen Unterschied zwischen diesen beiden Formulierungen:

Er ist ein emotionaler Mensch.

Er ist ein gefühlvoller Mensch.

Emotionen können als „eingefrorene" oder zeitlich verlängerte Gefühle beschrieben werden, die über Konditionierungen im Unterbewusstsein ausgelöst, sprich getriggert, werden. Sie halten zeitlich meist deutlich länger an als ein Gefühl. In einer Emotion kann man buchstäblich festhängen. Oft werden wir im Alltag durch eigentlich nichtige Begebenheiten unbewusst an etwas erinnert, das wir in ähnlicher Weise schon einmal erlebt und somit in unserem Erfahrungsspeicher abgelegt haben. Schnell wird dann eine – manchmal sogar heftige – Emotion erzeugt, die lange anhalten kann.

Emotionen werden ausgelöst

Dieser Auslösemechanismus kann zum Beispiel bei schmerzhaften oder schwer zu verarbeitenden Erlebnissen und Verletzungen entstehen und verbindet das augenblickliche Gefühl mit einem Reiz-Reaktionsmuster, dem Auslöseprogramm für Emotionen. Wenn zu einem späteren Zeitpunkt genau solch ein Gefühl in uns entsteht, kann es von dem Reiz-Reaktionsmuster in eine Emotion umwandelt werden. Tatsächlich ist es das aufrechterhaltene und in der Intensität veränderte Gefühl. Derartige Emotionen steuern unser Erleben und Verhalten sowie unsere Wahrnehmung. Meist verzerren sie den Blickwinkel und erschweren die Möglichkeit, kreative Lösungen zu finden. Emotionen können gezielt für den Ausdruck eingesetzt werden, sobald wir uns in den auslösenden Gefühlszustand versetzen bzw. die auslösenden Faktoren bewusst herbeiführen.

Gefühle entstehen allerdings nicht, indem man sie sich einfach per Willenserklärung vornimmt, denn sie lassen sich nicht mit dem Verstand erzeugen. Die Einflussnahme auf das limbische System – und damit die tiefsten Schichten des menschlichen Gehirns – funktioniert nicht über das logische Denken. Ebenso wenig lassen sich Gefühle und besonders Emotionen durch die Ratio wegdiskutieren. Wie wir bereits im vorherigen Kapitel erfahren haben, lassen sich Gefühle weit weniger direkt kontrollieren oder gar per bewusstem Befehl steuern als beispielsweise motorische Körperfunktionen. Allerdings kann man Gefühle und Emotionen, positive wie negative, durch Erinnerungen wachrufen und wieder erleben, mit allen dazugehörigen körperlichen Reaktionen. Emotionen und damit unterbewusste Konditionierungen können auch im Körpergewebe gespeichert sein. Forschungen des Molekularbiologen Bruce Lipton haben dies nachgewiesen.

Worin unterscheidet sich eine Empfindung von Gefühl und Emotion? Auch wenn man umgangssprachlich manchmal formuliert im Sinne von: „Ich empfinde etwas als gut/schlecht", so bezieht sich eine Empfindung hauptsächlich auf die Körperebene, auf das Spüren. Vor allem ist damit ein durch Nerven vermittelter Reiz gemeint, meist sind die Sinnesorgane beteiligt. Wir, besser gesagt unser Körper, empfindet (spürt) beispielsweise Hunger, Durst, Hitze, Kälte, Müdigkeit, Erschöpfung etc.

Wenn ein Gefühl oder eine Empfindung einem Reiz-Reaktionsmuster entspricht, kann eine dazugehörige Emotion ausgelöst werden. Gefühle, Emotionen und Empfindungen sind mit drei Körperebenen verknüpft:

Die biochemische Ebene – dazu zählen Körperflüssigkeiten, Hormone und Botenstoffe.

Die bioelektrische Ebene – sie kommuniziert über Nervenbahnen, Meridiane sowie Biophotonen (Lichtinformationen).

Die biostatische Ebene – sie umfasst Gewebe, Muskeln, Sehnen und das gesamte Skelett.

Die Grundgefühle

Gefühle, zumindest die sogenannten Grundgefühle, sind angeboren und müssen nicht erlernt werden. Diese, auch als Primäraffekte und Basisemotionen bezeichneten Gefühle, sind ein wesentlicher Bestandteil jeder menschlichen Existenz und in allen Kulturen gleichermaßen anzutreffen. Auch hier gibt es keine Einheit in Forschung und Literatur.

Bezüglich der Grundgefühle gibt es unterschiedliche Modelle mit ein, zwei, vier oder gar sieben Grundgefühlen wie beispielsweise Liebe, Hass, Freude, Angst, Trauer, Wut, Ekel. Das einfachste Modell geht von einem einzigen Gefühl aus: der Liebe. Alle anderen Gefühle entsprechen hier der „Abwesenheit von Liebe". Das Zitat des Beziehungspsychologen Chuck Spezzano umschreibt diesen Ansatz im Wesentlichen mit: „Jegliches Verhalten, das keine Liebe zum Ausdruck bringt, ist ein Schrei nach Liebe."

Liebe erzeugt höchste Kohärenz

Unabhängig davon, welches Modell wir zugrunde legen, lässt sich festhalten, dass die sogenannten positiven Gefühle immer einen kohärenten Herzrhythmus zur Folge haben.

Sie können es für sich selbst einmal ausprobieren. Nehmen Sie sich etwas Zeit und lassen Sie einmal die dazugehörigen Gefühle und Empfindungen zu folgenden Begriffen in sich aufsteigen. Möglicherweise geht es leichter, wenn Sie sich zusätzlich gedankliche Bilder kreieren oder sich an Situationen erinnern, in der das genannte Gefühl vorherrschte. Das Bild ist jedoch nicht zwingend notwendig, zumal nicht jeder Mensch innere Bilder sehen kann. Dies hat mit dem individuellen Wahrnehmungstypus zu tun und ist keine Frage des Übens. Spüren Sie vor allem in Ihren Körper hinein und entdecken Sie, wo, in welcher Region Sie das Gefühl am stärksten empfinden, wie es sich genau äußert und was Sie konkret wahrnehmen:

- ❖ Mut
- ❖ Hoffnung
- ❖ Fürsorglichkeit
- ❖ Wertschätzung
- ❖ Mitgefühl
- ❖ Freude
- ❖ Dankbarkeit
- ❖ Glück
- ❖ Liebe

Vermutlich können Sie es selbst spüren und sind gar nicht auf Messinstrumente angewiesen: Neben Mitgefühl löst vor allem das Gefühl der Liebe die größtmögliche Kohärenz aus. Während andere Gefühle möglicherweise an unterschiedlichen Stellen im Körper empfunden werden, fühlt man die Liebe doch am stärksten im Herzen.

Die liebe Liebe

Die Liebe ist ein seltsames Spiel ... – schon Connie Francis hat eindrucksvoll besungen, was viele Menschen erfahren. Jeder Mensch auf dieser Welt strebt danach zu lieben und geliebt zu werden, es ist ein grundlegendes Bedürfnis im Leben. Neben der emotionalen hat sie sogar eine quantenphysikalische Ebene, auf die ich an späterer Stelle in diesem Buch ausführlicher zurückkomme.

Im täglichen Erleben ist Liebe das schönste Gefühl, das wir kennen. Sie nährt und beflügelt uns, schenkt uns Kraft und Freude. Wenn sie uns jedoch versagt bleibt, wird sie zur Quelle von Sehnsucht und sogar Traurigkeit. Für manchen bedeutet eine unerfüllte Liebe eine fortwährende Kette von schmerzvollen Erfahrungen und Enttäuschungen, die manchmal kein Ende zu nehmen scheint. Derart bittere Erlebnisse tun nicht nur auf seelischer Ebene weh, sie können auch den Körper krank werden lassen, besonders das Herz.

Wenn sich doch jeder nach Liebe und Zuneigung sehnt, weshalb erleben viele so oft das Gegenteil? Durch Liebes- und Partnerschaftserfahrungen zieht sich bisweilen ein roter Faden, indem sich gewisse Muster im Beziehungsverlauf stetig wiederholen. Statt Liebe und Wertschätzung im Miteinander zu erfahren, zeigen sich paradoxerweise in Beziehungen Gefühle wie Gleichgültigkeit, Trennung oder gar Machtlosigkeit.

Wie viel Liebe zeigt sich in Ihrem Leben? Das können Sie anhand folgender Fragen leicht herausfinden:

1. Wie viel Herzenswärme erfahren Sie in Ihrem familiären Umfeld und in Ihrem Freundeskreis?
2. Wie viel Wertschätzung zeigt sich in Ihren geschäftlichen Begegnungen, mit Kunden, Mitarbeitern, Kollegen oder Vorgesetzten?
3. Wie offen und herzlich können Sie auf Menschen zugehen und neue Bekanntschaften schließen?
4. Leben Sie derzeit in einer glücklichen und wertschätzenden Partnerschaft voller Zuneigung?
5. Stärken Ihr Partner und Freunde Ihren Selbstwert und fördern sie Ihr Vertrauen und Ihre Zuversicht?

Falls Sie in Ihren Antworten Unstimmigkeiten wahrnehmen, möchten Sie vielleicht genauer erkunden, was wahre Liebe ist und wie sie in allen Facetten Ihres Lebens Einzug halten kann. Liebe ist mehr als Schmetterlinge im Bauch. Neben der sinnlich-erotischen, der freundschaftlichen und der innerfamiliären Liebe nehmen manche diese erfüllende Empfindung, die wir Liebe nennen, auch als spirituelle Dimension wahr. Sie ist für viele das, was die Welt wirklich zusammenhält. Vor allem jedoch ist Liebe ein Gefühl tiefer Verbundenheit, nicht zuletzt mit dem Leben und insbesondere mit sich selbst. Ein völliges Annehmen des eigenen Seins und von allem, was ist. Genau das ist die in uns ruhende essenzielle Dimension der Liebe. Deshalb zeigt sich Liebe nicht nur in Partnerschaften, sondern tagtäglich in allen Beziehungen mit anderen Menschen und der Natur.

Aus welchem Grund findet Liebe oft nicht die ersehnte Erfüllung? Falsche Vorbilder oder gravierende Erfahrungen im Leben können die Definition von Liebe im Unterbewusstsein umprogrammiert haben. Dem Verständnis von Liebe wurde eine falsche Bedeutung zugeordnet, was genau die Ereignisse hervorbringt, die sich im Leben stets aufs Neue zeigen. Viele Klienten kommen mit diesem essenziellen Thema ins Coaching. Daher haben mein Mann und ich – federführend unter seiner Forschung und Leitung – einen speziellen Coachingprozess zur Thematik Liebe und Beziehung entwickelt. Es gilt, die alten Konditionierungen zu lösen und die ursprüngliche, tief im Inneren schlummernde Bedeutung von essenzieller Liebe wieder zu entdecken und bewusst zu leben. So können gesunde, wertschätzende und förderliche Beziehungen im gesamten Leben Einzug halten, ob privat oder beruflich.

Körperkarte der Emotionen

Gefühle, vor allem Liebe, nehmen wir im Herzen wahr. Emotionen dagegen sind jeweils in unterschiedlichen Körperregionen spürbar. Dies fand ein wissenschaftliches Team um den finnischen Emotionsforscher Lauri Nummenmaa heraus.

Die Teilnehmer seiner Studie sollten genau in sich hineinspüren und konkret beschreiben, an welchem Ort im Körper sich etwas regt, wenn sie unterschiedliche Gefühle empfinden. Dazu gehörten die Spannung der Muskeln, die Hauttemperatur und die Beschleunigung des Herzschlags. Die Art der Empfindungen drückten sie durch Farben aus, mit denen sie die entsprechenden Orte einfärbten. So entstand eine einheitliche Karte der Emotionen, die nicht vom kulturellen Hintergrund der Probanden abhängt.

Schnell zeigte sich, dass jede Emotion ein anderes Aktionsmuster hervorruft. Glück durchströmt offenbar den ganzen Körper, Stolz nur den Kopf und die Brust. Depression lässt den kompletten Leib kalt und schlaff wirken, Traurigkeit bloß die Arme und Beine. Ärger wirkt sich auf die gesamte obere, aber nur wenig auf die untere Körperhälfte aus. Scham setzt heftige körperliche Prozesse in der Kopfregion in Gang, in Armen und Beinen schwächen sich alle Regungen eher ab.

Die Forscher möchten mit ihren Ergebnissen zur Diagnostik von seelischen Leiden beitragen. Zumindest fördern sie ein besseres Verständnis, wie sich Emotionen im Körper ausdrücken.

Altes Wissen trifft Wissenschaft

Dass die moderne Medizin das Herz auf ein schlichtes Pumpsystem reduziert hat, ist schwer nachvollziehbar. Historisch betrachtet resultiert diese Sichtweise höchstwahrscheinlich aus der Epoche der Aufklärung, als im 17. und 18. Jahrhundert die Hinwendung zu Naturwissenschaften mit der Berufung auf die Vernunft eine Trennung von Philosophie und Spiritualität zur Folge hatte.

Heute jedoch entdecken immer mehr Wissenschaftler, besonders in der Quantenphysik, die Zusammengehörigkeit beider Felder wieder, indem das sogenannte alte Wissen in Forschungseinrichtungen belegt wird. Auch die moderne Psychokardiologie befasst sich mit dem Zusammenhang zwischen Herz und Seele.

Längst wurde nachgewiesen, dass Gedanken, Gefühle und Emotionen nicht ohne Körperreaktionen einhergehen. In der chinesischen Medizin weiß man auch um die umgekehrte Variante, nämlich dass körperliche Befindlichkeiten gewisse emotionale Zustände zur Folge haben.

In der modernen Herzmedizin hat seit Anfang der 1990er Jahre die Krankheitsbestimmung Broken-Heart-Syndrom, die Diagnose des gebrochenen Herzens, Einzug gehalten. Es handelt sich dabei um eine akute, meist schwerwiegende Funktionsstörung des Herzmuskels, die Symptome gleichen denen eines Herzinfarkts. Sie tritt nach außerordentlichem emotionalem Stress auf, beispielsweise, wenn jemand seinen Lebenspartner durch Trennung oder gar Tod verliert. Der daraus resultierende starke Liebeskummer lässt das Herz nachweislich erkranken.

Größtenteils reduzieren die Neurowissenschaften Gefühle, auch Liebe, auf reine Hirntätigkeiten. Wie schade, denn sie schließen das Herz nicht mit ein. Doch dass Herz und Liebe zusammengehörige Begriffe sind, zeigt uns außerdem die im ersten Kapitel erwähnte Tatsache, dass nicht nur die Hirnanhangdrüse, sondern auch das Herz das Liebeshormon Oxytozin produziert. Dies erklärt vielleicht am deutlichsten, weshalb wir Liebe wirklich im Herzen spüren, und dass es nicht nur ein Gefühl, sondern auch eine Empfindung auf der Körperebene ist. Ohne dieses Hormon wäre eine zwischenmenschliche Bindung nicht möglich. Wir können diese Erkenntnis sogar in die Tierwelt übertragen, denn bei Säugetieren wirkt es vergleichbar. Eine Mutter, ganz gleich, ob Mensch oder Tier, schüttet während des Geburtsvorgangs Oxytozin aus, um die Bindung zum Kind herzustellen. Sobald eine Mutter ihr Baby schreien hört, erhöht sich der Oxytozinspiegel, der gleichzeitig die Milchproduktion steuert.

In der neurochemischen Forschung wird Oxytozin mit psychischen Zuständen wie Liebe, Vertrauen und Ruhe in Zusammenhang gebracht. Dadurch wird es unter Laien gelegentlich sogar als Kuschel- oder Treuehormon diskutiert. Dieses Hormon ist unabdingbar, wenn es um zwischenmenschliche Beziehungen geht. Zum einen in der Partnerwahl, weil es das soziale Bindungsverhalten beeinflusst. Zum anderen aber auch bezüglich aller sozialen Kontakte, wie beispielsweise im Freundes-, Bekannten- oder Kollegenkreis. Auch hier stimmt wieder die Aussage, die Dosis macht das Gift. So konnten wissenschaftliche Untersuchungen nachweisen, dass ein zu hoher Oxytozinspiegel Ausgrenzung und Mobbing erhöht. Ein Zuviel davon steigert außerdem Neid, Schadenfreude und aggressives Verhalten. Paradoxerweise erfahren manche Menschen Nähe, indem sie ein gemeinsames Feindbild kreieren.

Da Oxytozin in der richtigen Dosierung für den Rückgang des Stresshormons Kortisol sorgt, verringert es somit automatisch Stresszustände und erhöht ein entspanntes Wohlbefinden. Letzteres ist eine Grundvoraussetzung, um Liebe zu empfinden. Dass vor allem das Herz dieses Liebeshormon produziert, zeigt doch, dass man Liebe und Gefühle nicht auf reine Hirntätigkeiten reduzieren kann, sondern dass speziell unser Herz eine entscheidende Rolle in puncto Liebe spielt.

Gefühle steuern die Atmung

Es gibt einen engen Zusammenhang zwischen den Gefühlen und der Atmung – und damit zwischen der emotionalen und der physischen Ebene des Herzens. Mit einer der vorhergehenden Übungen haben wir bereits gelernt, wie wir auf sehr einfache Weise mit einer gleichmäßigen, tiefen Atmung die Herzrate bewusst beeinflussen und damit die Kohärenz erhöhen können.

Nun ergänzen wir diese Erfahrung mit der Erkenntnis, dass jeder Emotion ihr eigenes Atemmuster zugeordnet werden kann. Wenn wir beispielsweise lachen, dann erzeugt das Glucksen eine andere Art zu atmen, als wenn wir beispielsweise weinen und dabei das typische Schluchzen entsteht. Das bedeutet, dass das bewusste Verändern des emotionalen Zustands auch ein verändertes Atemmuster erzeugt. Wenn wir ein angenehmes Gefühl in uns wachrufen, dann beruhigt sich die Atmung, sie wird tiefer und gleichmäßiger. Interessant, dass dies auch umgekehrt gelingt. Atmen wir bewusst tief und entspannt, dann können keine unangenehmen oder gar ängstlichen Gefühle entstehen. Die emotionale Befindlichkeit verändert sich unmittelbar in eine neutrale, möglicherweise sogar positive.

Bewusstes Emotionsmanagement

Manche Menschen haben sich unbewusst – meist als Folge von traumatischen Erfahrungen – von ihren Gefühlen abgekoppelt. Sie nehmen dann ungern ein Coaching oder ein anderweitiges Hilfsangebot in Anspruch, weil sie befürchten, es könnten unangenehme Erlebnisse aus der Vergangenheit wieder hervorgeholt werden, mit all den dazugehörigen Gefühlen, gegen die sie sich vehement wehren.

Was nicht jeder wahrhaben möchte, ist die Tatsache, dass wir die sogenannten negativen Gefühle aus unserer Wahrnehmungsskala nicht verbannen können. Wir können sie allenfalls eine Weile ignorieren und verdrängen. Einige Menschen haben sich zum Ziel gesetzt, ausschließlich positive Gefühle im Sinne von Glück und höchster Zufriedenheit zu erleben. Das ist, besonders in der dualen Welt, in der wir leben, schlicht unmöglich. Das wäre geradezu so, als wollte man nur noch taghellen Sonnenschein haben und die dunkle Nacht ausschließen. Zum Leben gehören beide Seiten der Gefühlswahrnehmungen. Je intensiver die eine Seite der Gefühlsskala erlebt und empfunden werden kann, desto tiefer und wahrhaftiger wird auch die gegenüberliegende Skalenseite wahrgenommen. Wer in die Tiefe geht, gewinnt an Höhen!

Wenn jemand heftig in emotionalem Erleben feststeckt und diesem auch mit der Übung der Herzkohärenz kaum entrinnen kann, dann möchten diese konditionierten Emotionsmuster im Unterbewusstsein transformiert werden. Schwer zu verarbeitende Erlebnisse und emotionale Verletzungen in der Vergangenheit führen zu entsprechenden „emotionalen Ladungen". Diese entspringen dem emotionalen Gedächtnisspeicher im limbischen System. Sie können nicht mit einer Willenserklärung oder mit Verhaltenstraining verändert werden. Inzwischen gibt es jedoch gute Coachingmethoden, die entsprechende Vorgehensweisen bieten, um derartige Muster nachhaltig zu lösen. Der herzharmonische Zustand ist allermeist die beste Voraussetzung für eine solche Veränderung.

Gefühle, zumindest die sogenannten Grundgefühle, sind angeboren und müssen nicht erlernt werden. Ganz anders sieht es oft im Umgang mit Gefühlen und Emotionen aus. Selbst in der heutigen Zeit lernen Kinder noch häufig, ihre Gefühle zu unterdrücken statt auszudrücken. In Schule und Ausbildung eignen wir uns viel Wissen an, doch wo lernt man, wie man mit Emotionen umgeht? Wie man sie lenkt, steuert und für sich arbeiten lässt, statt ihnen hilflos ausgeliefert zu sein? Nur selten geht unser Schulsystem auf das wichtige Thema „Umgang mit eigenen Gedanken und Gefühlen" ein. Doch genau das ist das fehlende Glied in der Kette zwischen persönlichem und sozialem Frieden.

Dass sich das emotionale Befinden bewusst steuern lässt, ist bekannt, doch es wird leider noch zu häufig auf fernöstliche Techniken, wie beispielsweise die Meditation, begrenzt. Oft genug höre ich von Menschen, dass sie dafür nicht die Zeit oder die Muße hätten. Meist passt es auch nicht in unsere schnelllebige mitteleuropäische Welt und viele der sogenannten Entspannungstechniken lassen sich nur schwer in den Alltag integrieren. Sie bedürfen eines zusätzlichen Willens- und Kraftaufwands und genau den können viele in hektischen und stressigen Momenten eben nicht aufbringen.

Und doch ist es im Grunde so einfach. Denn jeder trägt seinen ganz persönlichen inneren Kraftort zu jeder Zeit mit sich: sein Herz. Und jeder von uns kann, allein durch den Fokus auf dieses, seine Befindlichkeit in jedem Moment umstimmen, indem er die Atmung reguliert und zusätzlich bewusst eine positive Emotion erzeugt. Dazu braucht es keinen Rückzug und keinen erhöhten Zeitaufwand, denn es funktioniert überall im Alltag. Bewusst ein Wahrnehmen von Liebe zu erzeugen bedeutet, gezielt das eigene Wohlbefinden zu beeinflussen, ohne darauf angewiesen zu sein, dass Menschen im Umfeld wohlwollend mit uns umgehen oder dass sich Situationen günstig entwickeln. Jeder ist für sich allein für seine Gefühle verantwortlich, niemand sonst.

Die vitalitäts- und leistungssteigernde Wirkung der Herzkohärenz ist im Grunde ein Nebenprodukt ihrer eigentlichen Zielsetzung: inneren Frieden, Wohlbefinden und Lebensfreude zu erfahren. Dies ist bereits die Schnittstelle der Matrix zur spirituellen Ebene des Herzens. Mit der folgenden Übung können Sie sich bewusst auf das Gefühl der Liebe ausrichten.

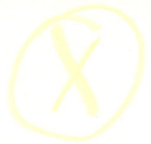

Übung Liebeskohärenz

1. Setzen oder legen Sie sich bequem hin. Wenn Sie möchten, schließen Sie die Augen.

2. Lassen Sie nun mit der Übung, die Sie schon aus dem ersten Kapitel kennen, bewusst in sich den herzharmonischen Zustand, also die Herzkohärenz, entstehen, indem Sie Ihren Fokus auf Ihr Herz, Ihre Atmung und auf ein angenehmes Gefühl lenken.

3. Achten Sie darauf, dass es sich nicht um irgendein beliebiges angenehmes Gefühl handelt, sondern, dass Sie bewusst Liebe in sich aufsteigen lassen. Nehmen Sie dabei nicht nur das Gefühl, sondern auch die Empfindung auf der Körperebene, insbesondere in Ihrem Herzen wahr.

4. Lenken Sie nun dieses Gefühl gezielt zu sich selbst, so dass Sie sich in einer Wahrnehmung von Selbstliebe befinden. Halten Sie dieses Erleben so lange aufrecht, wie es sich für Sie gut anfühlt. Lassen Sie zu, dass diese Liebe für Sie selbst mit jeder Übung immer stärker und intensiver wird.

5. Wenn es für Sie stimmig ist, dann machen Sie sich zusätzlich bewusst, über welche Stärken Sie verfügen. Was macht Sie besonders? Lenken Sie Ihren Fokus und Ihre Liebe gezielt auf alle positiven Aspekte Ihres Selbst.

Das emotionale Herz – Fazit und Nutzen

❖ *Das Herz ist in allen Kulturen symbolisch der Sitz der Liebe.*

❖ *Liebe ist ein Grundgefühl und darüber hinaus das elementarste Gefühl, das wir kennen; Liebe verbindet uns mit uns selbst und mit unseren Mitmenschen.*

❖ *Gefühl bedeutet bewusstes inneres Wahrnehmen, insbesondere mit dem Herzen; echte Gefühle nehmen wir oft „leise" wahr; sie sind meist nur von kurzer Dauer.*

❖ *Emotion bedeutet eine Gemütsverfassung oder Stimmungslage; Emotionen werden oft auf der Körperebene ausagiert, eine Regung von innen nach außen = ex motion.*

❖ *Emotionen sind meist Konditionierungen und werden von einem Reiz-Reaktionsmuster ausgelöst.*

❖ *Empfindungen bedeuten eine Wahrnehmung, ein Spüren auf Körperebene; meist sind durch Nerven vermittelte Reize und Sinnesorgane beteiligt.*

❖ *Liebe erzeugt von allen Gefühlen die stärkste Kohärenz und ist vor allem im Herzen spürbar.*

❖ *Die Karte der Emotionen zeigt, wie diese sich auf der gesamten Körperebene äußern.*

❖ *Das Herz ist nicht nur metaphorisch, sondern auch organisch die Quelle der Liebe, es produziert Oxytozin.*

❖ *Emotionen und Atmung hängen eng zusammen und können sich gegenseitig beeinflussen.*

❖ *Das Herz als inneren Kraftort und Stätte der Liebe tragen wir stets bei uns. Wir können jederzeit mit ihm in Kontakt treten.*

Das emotionale Herz

Hinweis für Berater und Coaches

Wenn Klienten im Coaching ein bestimmtes Thema lösen oder eine komplexe Lebenssituation durchdringen wollen, dann ist es unumgänglich, tiefe Gefühle in den Prozess einzubeziehen. Allerdings erlebe ich oftmals, dass Menschen sich derart von ihren Gefühlen abgekoppelt haben, dass sie diese kaum noch oder gar nicht mehr wahrnehmen.

Hat ein Klient im Coaching erkannt, dass er selbst Gestalter seiner emotionalen Welt ist, indem er bewusst einen herzharmonischen Zustand erzeugt, kann er sich meist gut auf seine Gefühlswelt einlassen. Er fühlt sich dieser nicht hilflos ausgeliefert, weil ihm bewusst wird, dass er seine emotionale Befindlichkeit im positiven Sinne verändern kann. Manchmal möchten zusätzlich konditionierte Emotionsmuster im Unterbewusstsein transformiert werden, um bejahende Lebensgefühle bewusst erleben zu können. Die Methode des Holistic Coachings bietet entsprechende Vorgehensweisen, um diese Muster nachhaltig zu lösen.

Falls bei jemandem die Integration der beiden Großhirnhemisphären unzureichend ist, dann kann er nicht ausreichend auf seine emotional-ganzheitliche Hirnhälfte zugreifen und hat zwangsläufig Schwierigkeiten mit wirklichem, tiefem Fühlen. Dann empfiehlt sich eine sogenannte Bahnung im Sinne der Edu-Kinestetik, die beide Hirnhemisphären dauerhaft integriert. Brain-Gym-Methoden und dazugehörige Übungen sind dafür besonders gut geeignet.

**Dein Herz ist reich genug,
sich selber zu beleben.**

Friedrich Schiller

Das energetische Herz

Das energetische Herz

Energie – ein Begriff, den wir heutzutage so häufig hören und möglicherweise selbst benutzen. Doch was genau bedeutet er? Wenn man ihn zunächst einfach nur auf die ursprünglich altgriechische Wortbedeutung zurückführt, dann stehen die Wortteile *en* für *innen* und *ergos* für *wirken* – folglich eine innenwirkende Kraft.

Vertreter der mechanischen Physik verstehen unter Energie die Fähigkeit eines Systems Arbeit zu leisten, also das gespeicherte, potenzielle Arbeitsvermögen. In unserem alltäglichen Sprachgebrauch meinen wir damit meist die Tatkraft, die uns zur Verfügung steht oder auch zu fehlen scheint, wenn wir uns energielos fühlen. Energie kann nach physikalischen Gesetzen allerdings nie erzeugt oder verbraucht, sondern lediglich umgewandelt werden.

In diesem Buch möchte ich den Begriff hauptsächlich im Sinne der Quantenphysik verwenden. Dann steht sie für den nichtstatischen Aspekt, sozusagen die fließende Form der materiellen Ebene. Materie ist ein bestimmter Zustand der Energie, den wir mit unseren Sinnesorganen erfassen können. Massen sind Gebilde, die der Schwerkraft unterliegen. Sie sind allerdings nichts Festes, sondern quantenphysikalisch gesehen Energiewirbel. Denn kein Körper, keine Masse ist letztlich eine in sich geschlossene Einheit. Materie besteht im Nanobereich aus Molekülen, Atomen und Quantenpartikeln, die man als Energiezentren bezeichnen kann. Energie und Materie liegen auf derselben Abstraktionsebene und beide beeinflussen sich nicht nur, sondern lassen sich in beide Richtungen ineinander überführen. Aus reiner Energie kann man also Materie verstofflichen und umgekehrt.

Bereits Albert Einsteins berühmte Relativitätstheorie drückt die allgemeine Äquivalenz von Masse und Energie aus. Laut seiner Formel können sich beide wechselseitig ineinander umwandeln. Das besagt mit anderen Worten, alle Erscheinungen dieser Welt sind Manifestationen verschiedener Formen von Energie. Welche Symbolkraft steckt hinter dieser Aussage! Demnach ist die energetische Ebene hinter der physisch-materiellen ein wichtiger und Einfluss nehmender Aspekt.

Das elektromagnetische Feld des Herzens

Neben den Ebenen, die bereits auf den vergangenen Seiten beschrieben wurden, arbeitet unser Herz auch auf einer energetischen. Zunächst einmal ist es ein Stromproduzent, denn es produziert etwa 2,5 Watt elektrische Leistung und erzeugt damit etwa 40- bis 60-mal mehr Energie als das Gehirn. Überall dort, wo Strom fließt, entstehen elektromagnetische Felder. Sie setzen sich, wie der Name sagt, aus elektrischen und magnetischen Feldern zusammen. Sie bilden sich, wenn sich elektrische Ströme und Spannungen verändern. Dann tritt eine elektromagnetische Welle auf, die Energie und Information transportiert und aus Photonen, also Lichtquanten besteht – auf Letztere gehe ich besonders im Kapitel über die spirituelle Ebene des Herzens detaillierter ein.

Da jedes Organ in unserem physischen Körper eine gewisse Menge an elektrischen Strömen generiert, hat auch jedes Organ und jede Gewebszelle ihr typisches elektromagnetisches Feld. Experimente am HeartMath-Institut haben nachgewiesen, dass das elektromagnetische Feld des Herzens etwa 5000-mal stärker ist als das des Gehirns.

Im Jahre 2002 wurde erstmalig wissenschaftlich belegt, dass sich dieses Feld mehrere Meter um den menschlichen Körper ausbreitet und die Form eines Torus aufweist. Darunter versteht man ein wulstartig geformtes Gebilde mit einem Loch, vergleichbar mit der Gestalt eines Donuts.

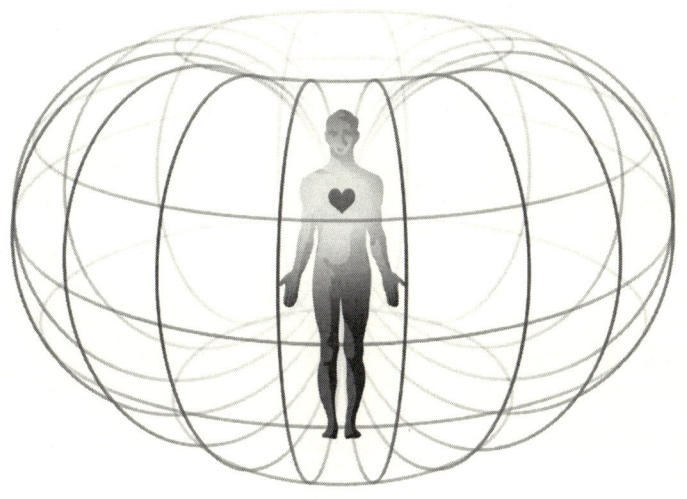

Dieses Feld lässt sich mit einem Umfang von etwa drei Metern messtechnisch erfassen. Vor kurzem betonte einer der führenden Köpfe des HeartMath-Instituts, dass diese Messung mit den heutzutage zur Verfügung stehenden, sogenannten „modernen" Messinstrumenten möglich sei und dass er davon ausginge, dass man es höchstwahrscheinlich in Kürze in einer noch umfangreicheren Größe erfassen könne. Auch wies er darauf hin, dass seine Forscherkollegen annehmen, dass dieses Feld vermutlich unendlich sei, denn man befände sich hierbei inzwischen im Bereich der Quantenphysik, wo Wellen stets unendlich und instantan seien. Das bedeutet, sie sind nicht an einen Ort gebunden, sondern können an verschiedenen Orten und noch dazu zur selben Zeit auftreten. Wenn man diese Annahme als richtig zugrunde legt, dann erklärt sie viele Phänomene, die vor allem wissenschaftliche Laien derzeit noch den Grenzwissenschaften zuordnen.

Das Herz überträgt Energie und Information

Das Herz sendet sein elektromagnetisches Feld pulsierend aus, ganz ähnlich wie Radiostationen oder Mobiltelefone ihre Informationen vermitteln. Forscher konnten das Herzrhythmusmuster einer Person im Muster des Herzens, der Gehirnwellen und im Nervensystem anderer Personen nachweisen, die sich einige Meter entfernt aufhielten.

In jeder einzelnen menschlichen Körperzelle laufen pro Sekunde etwa 100.000 Prozesse ab. Das ist für die meisten von uns eine fast unvorstellbare Zahl, noch dazu in einem so kurzen Zeitintervall. Wenn in einer einzigen Zelle – und davon hat ein durchschnittlich großer Mensch etwa 100 Billionen! – so viele Prozesse parallel stattfinden können und müssen, um unsere Gesundheit aufrecht zu erhalten, dann braucht es schlussfolgernd dahinter ein intelligentes, ordnendes Steuerungssystem, sonst wäre Chaos das Ergebnis.

Inzwischen ist erforscht, dass diese Prozesse über das individuelle elektromagnetische Feld gesteuert werden. Es ist das Kommunikationsmedium des Herzens mit jeder einzelnen Körperzelle. Hier finden wir also einen Zusammenhang in der Matrix zwischen der physischen und der energetischen Ebene.

Wir haben uns bereits eingehend mit der Herzkohärenz beschäftigt und wissen daher, dass das Herz eine höchst unterschiedliche Frequenz aufweist, je nachdem, was wir denken, fühlen oder tun. Wir übertragen unseren emotionalen Zustand über die Elektrizität in jede Zelle des Körpers, aber auch in den Raum nach außen. So steuern wir einerseits die harmonischen Abläufe in unserem Zell- und Organsystem und können unsere Vitalität und unser Wohlbefinden physisch und emotional enorm beeinflussen. Darüber hinaus beeinflussen wir über dieses Feld unsere Umwelt und die Menschen um uns herum.

Diese Tatsache, dass wir unsere Kohärenz – oder Inkohärenz – auch nach außen, auf andere Menschen übertragen, ist uns meist nicht bewusst. Dass sich das Muster der Herzfrequenz im Muster der Gehirnwellen derer nachweisen lässt, die sich in unserem Umfeld befinden, ist der wissenschaftliche Beweis dafür, was wir längst aus unserem Alltagserleben kennen. Und zwar immer dann, wenn wir sagen, gute (oder auch schlechte) Laune ist ansteckend. Manche Menschen können sogar bewusst – physisch oder emotional – wahrnehmen, wenn irgendwo eine unangenehme Atmosphäre herrscht, beispielsweise wenn sie einen Raum betreten. Der Volksmund bezeichnet es als „dicke Luft" oder sagt bei einer Antipathie gegenüber einem Menschen: „Mit dem liege ich nicht auf der gleichen Wellenlänge." Physikalisch gesehen ist das genau die richtige Bezeichnung!

Kennen Sie Situationen, in denen Sie Ihre gute Laune nicht aufrecht erhalten können, weil Sie sich in einer Umgebung aufhalten, in der eine miese, vielleicht sogar aggressive Stimmungslage vorherrscht? Das bedeutet jedoch nicht, dass Sie diesen Atmosphären hilflos ausgesetzt sind, denn mit Hilfe der Herzkohärenzübung können Sie schnell wieder positiv für sich sorgen. Oft kann sogar ein einzelner kohärenter Mensch eine ganze Gruppe in eine positive Stimmung versetzen.

Es mag sein, dass sich mit der Herzübung nicht immer sofort der Zustand völliger Kohärenz erreichen lässt, den man vor allem an der Intensität des Wohlbefindens erkennt. Doch immerhin erreicht man eine rasche Verbesserung und eine Erhöhung der Herzharmonie. Auf der emotionalen Ebene fühlt es sich dann zumindest neutral an. Das ist ein hoher Grad an Selbstbestimmung!

Die Wirkung auf andere Menschen

Bislang haben wir uns mit dem Erzeugen der Herzharmonie, und damit der Kohärenz, auf uns selbst beschränkt. Doch die elektromagnetischen Wellen des Herzens übertragen Informationen und nehmen Einfluss. Das bedeutet, dass wir damit nicht nur für unser eigenes Befinden, sondern auch für das von anderen mitverantwortlich sind.

In dieser Hinsicht habe ich sehr interessante Erfahrungen mit Arbeitsteams gemacht. Wenn die Mitglieder einer ganzen Abteilung lernen, wie sie sich gegenseitig dabei unterstützen können, ihren Zustand der Herzharmonie bewusst herzustellen, dann verändert das die Atmosphäre untereinander auffallend positiv. Das ist bewusstes und vor allem eigenverantwortliches Stimmungsmanagement! Das Miteinander in Unternehmen ist von Atmosphären geprägt, die einen enormen Einfluss in vielen Bereichen haben. Die Schwingungen und Stimmungen entscheiden über Produktivität, Kundenzufriedenheit und Arbeitsmotivation. Ebenso basieren Mitarbeiterloyalität, Stolz auf die eigene Arbeit, Leidenschaft für das Produkt der Firma oder Identifikation mit dem Team und dem Unternehmen größtenteils auf förderlichen und stabilen Arbeitsatmosphären. So wie Pflanzen zum Gedeihen ein gutes Klima brauchen, benötigen auch Mitarbeiter eine gute Atmosphäre für Wachstum und Entwicklung. Sie inspiriert zu Erfolgsleistungen, die noch dazu Freude bereiten und das Gefühl von Sinnhaftigkeit vermitteln.

Mitarbeiter, die bewusst und gezielt ihre Herzkohärenz erzeugen können, profitieren besonders in schwierigen Gesprächssituationen. Beispielsweise bei Reklamationen und Beschwerden können sie viel leichter gelassen bleiben, wenn sie es mit Kunden zu tun haben, die hitzig oder gar aggressiv reagieren. Einerseits fühlen sie sich nicht so schnell persönlich angegriffen, weil sie die Situation distanzierter betrachten können. Andererseits können sie, da sie im kohärenten Modus kein kognitives Abschalten erleben, deutlich förderlicher kommunizieren. Ihre emotionale Neutralität ermöglicht ihnen eine bessere Wortwahl. Und falls sie sich doch von den Emotionen ihres Gesprächspartners mitreißen lassen, so können sie im Anschluss an das Gespräch schneller wieder herunterfahren und ihre innere Befindlichkeit bewusst verändern. So bleiben sie nicht in einer festgefahrenen Emotion stecken, die womöglich für den Rest des Tages spürbar ist, sondern können bewusst zurück in ihren Wohlfühlmodus gelangen. Damit tun sie sich und ihren Kollegen Gutes.

Ich habe oft Rückmeldungen von Mitarbeitern bekommen, die erzählten, dass sie sich auf schwierige Gespräche nicht mehr nur sachlich und inhaltlich vorbereiten, sondern vor allem im Vorfeld für einen herzharmonischen Zustand sorgen. Erst dann nehmen sie das Gespräch auf. Die Ergebnisse sind immer wieder erstaunlich! Gesprächspartner, die sie sonst meist mürrisch und ungehalten erleben, verhalten sich auf einmal entgegenkommend. So lässt sich bewusst eine bessere Beziehungsebene herstellen.

Physikalisch ist sogar nachgewiesen, dass tendenziell ein kohärentes System eher ein inkohärentes System beeinflusst und in die Kohärenz überführt, als umgekehrt. Dabei organisieren und synchronisieren sich verschiedene Frequenzen und erzeugen einen kohärenten Modus. Dies funktioniert nicht nur zwischen Systemen und Geräten, sondern ganz besonders zwischen Menschen.

Die komplexe Matrix des Herzens zeigt einen weiteren interessanten Zusammenhang zwischen der körperlichen und der mentalen Ebene. Denn die Signale des Herzens beeinflussen besonders die Hirnzentren, die mit dem sozialen Bewusstsein zu tun haben. Das ermöglicht die Fähigkeit zur Fürsorge und zum Selbstmanagement, was im menschlichen Miteinander unabdingbar ist. In der heutigen Arbeitswelt haben wir es oft mit heftigen Emotionen zu tun, einerseits mit denen von Kunden, aber auch mit denen von Kollegen und Vorgesetzten und nicht zuletzt den eigenen.

In der Gruppe meiner HeartMath-Ausbildung gab es eine Ärztin, die davon berichtete, dass sie von der Herzkohärenzmethode im doppelten Sinne Gebrauch macht. Sie sagte, zum einen nutzt sie diese Vorgehensweise direkt an den Patienten. Wenn sie diesen die Methode der Herzkohärenz vermittelt, dann können sie ihren Genesungsprozess unterstützen und sich zudem emotional positiv und zuversichtlich ausrichten. Darüber hinaus wendet sie die Technik besonders bei sich selbst an. Sie bemerkte, mit dem Wissen über das elektromagnetische Feld und wie es Energie und Information ins Umfeld und zu anderen Menschen sendet, würde sie dafür sorgen, dass sie immer nur im kohärenten, niemals im inkohärenten Zustand ein Krankenzimmer betritt. Das ist eine Art, den Patienten auf der energetischen Ebene zu unterstützen, die weit über die klassische medizinische Versorgung hinausgeht. Das hat mich tief beeindruckt. Ich wünsche mir mehr Ärzte, die auf diese Weise handeln und behandeln. Es könnte ein Abrücken von der reinen Symptomtherapie bedeuten.

Die Wirkung auf das Erdmagnetfeld

Unsere Verantwortung bezüglich unseres emotionalen Zustands geht über die sozial-zwischenmenschliche, die eben beschrieben wurde, sogar noch hinaus. Auch unsere Erde verfügt über ein elektromagnetisches Feld. Da bleibt es nicht aus, dass unsere Einflussnahme auch auf dieser Ebene erfolgt. Eine Absicht, die von einem kohärenten Herzen ausgeht, breitet sich wie eine Radiowelle aus und geht in Resonanz mit dem Erdmagnetfeld, wodurch mehr Kohärenz in der Umgebung entsteht. Die Absicht eines inkohärenten Herzes sorgt für den gleichen Effekt in umgekehrter Weise.

Dazu gab es zwei wesentliche, weltweit angelegte wissenschaftliche Experimente, die unabhängig voneinander von zwei verschiedenen Institutionen durchgeführt wurden. Eines davon wurde vom HeartMath-Institut realisiert und bestätigt, dass es eine globale Wirkung gibt, wenn viele Menschen ähnliche emotionale Wellen erzeugen und aussenden, unabhängig davon, ob diese stressbeladen und inkohärent oder positiv und kohärent sind. Auch die Erde selbst und die Ionosphäre erzeugen Schwingungen, von denen einige im selben Frequenzbereich schwingen, wie das menschliche Herz und Gehirn. In der Technik spielt die Ionosphäre übrigens für die Ausbreitung von Funkwellen eine wichtige Rolle.

HeartMath hat ein System, das sogenannte Global Coherence Monitoring System, zur Beobachtung der globalen Kohärenz entwickelt. Es handelt sich dabei um ein Netz von Magnetfelddetektoren sowie geosynchron arbeitenden Umweltsatelliten, die Veränderungen im Erdmagnetfeld und die Resonanzen in der Ionosphäre erfassen. Jede starke kollektive Emotion – Beispiele sind der Tod von Lady Diana oder Michael Jackson oder der Anschlag auf das World Trade Center – wirkt sich messbar auf das Erdmagnetfeld aus. Rollin McCraty, einer der leitenden Wissenschaftler, drückte es mit diesen Worten aus: „Es ist, als würden wir erstmals den Veränderungen im Herzrhythmus und in den Gehirnwellen unseres Planeten lauschen."

Außerdem wurde unter der Leitung von Doc Childre, dem Gründer des HeartMath-Instituts, die Global Coherence Initiative hervorgerufen. Es ist ein wissenschaftsbasiertes Projekt, um Menschen weltweit in herzfokussierter Absicht zu verbinden. So soll das globale Bewusstsein balanciert werden, indem aus Instabilität bestenfalls Frieden wird. Dabei wird sowohl von

Einzelpersonen als auch von Gruppen persönliche Kohärenz zugunsten des Planeten erzeugt.

Unabhängig von den HeartMath-Studien hat die Princeton University, federführend war der Wissenschaftler Roger Nelson, ein ähnliches Projekt ins Leben gerufen, das sogenannte Global Consciousness Project. Dabei wird von einem globalen Bewusstsein ausgegangen. Mit Hilfe der Technologie von Zufallsgeneratoren werden messbare Ausschläge aufgezeichnet, die von starken Emotionen vieler Menschen ausgelöst werden. Beispiele sind auch hier Ereignisse wie Naturkatastrophen und menschliche, politische oder religiöse Begebenheiten, die Emotionen und Aufmerksamkeit vieler Menschen auf sich ziehen. Dieses globale Bewusstseinsfeld wird auch als Noosphäre bezeichnet. Damit ist die Sphäre des menschlichen Geistes bzw. Verstandes gemeint. Durch die Aufzeichnungen der Messgeräte entsteht ein sogenanntes ElectroGaiaGramm, kurz EGG. Es bedeutet so viel wie ein EEG der Welt.

Absolut erwähnenswert ist die Tatsache, dass Geschehnisse, bei denen Mitgefühl im Vordergrund steht, die stärksten Ausschläge zur Folge haben, während Ereignisse wie sportliche Großveranstaltungen kaum messbare Auswirkungen haben. Man geht davon aus, dass die hier vorherrschenden Emotionen zwar Spaß und Spannung, allerdings wenig Kohärenz erzeugen.

Inzwischen hat die Forschung belegt, dass das Erdmagnetfeld umgekehrt auch eine Wirkung auf das menschliche System erzielt. Der Biophysiker Dieter Broers, aber auch andere Wissenschaftler und Forschungseinrichtungen sind auf diesem Gebiet tätig. Das Erdmagnetfeld steuert sowohl physiologische Vorgänge als auch unsere geistigen Aktivitäten und das Bewusstsein. Die Kommunikation mit dem Erdmagnetfeld erfolgt über kristalline Strukturen im Gehirn, die wie Rezeptoren wirken. Zunächst hat man diese Kristalle in Gehirnen unterschiedlicher Tiere entdeckt, wie beispielsweise Wale, Tauben und Zugvögel, denen sie zur Orientierung dienen. Später wurden sie auch beim Menschen nachgewiesen, speziell in der Zirbeldrüse. Sie sitzt genau in der Mitte des Gehirns und ist der Hauptrhythmusgeber des zentralen Nervensystems und des Gehirns. Damit hat sie einen direkten Einfluss auf das Bewusstsein und den Geist. Spezifische elektromagnetische Frequenzen begünstigen spirituelle Erfahrungen. So regen beispielsweise hohe elektromagnetische Frequenzen, insbesondere im Megahertzbereich, die Zirbeldrüse zur Produktion von psychoaktiven, bewusstseinserweiternden Neurotransmittern an.

Die Erde weist eine Grundfrequenz von 7,83 Hertz auf, die man Schumann-Resonanz nennt. Im Modus der Herz-Hirn-Kohärenz schwingt das Gehirn im unteren Alpha-Wellenbereich, was zum Zustand größter Bewusstheit führt. Dabei können im präfrontalen Kortex, dem Stirnhirn, exakt 7,83 Hertz gemessen werden.

Dieses präfrontale Hirnareal wird auch als Bühne des Bewusstseins bezeichnet. Dabei spielt auch der Thalamus im Zwischenhirn eine entscheidende Rolle. Man nennt ihn das Tor zum Bewusstsein, denn hier fällt die Entscheidung, ob wir etwas bewusst erleben oder nicht.

Die Signale des Herzens – besonders deren Grad an Kohärenz – haben großen Einfluss auf diese Hirnregion, die wiederum die Tätigkeit des Neokortex steuert.

Jeder Gedanke, den wir denken, sendet ein elektromagnetisches Signal aus. Je intensiver wir denken und fühlen, desto mehr Neuronen werden aktiviert. Das dabei entstehende elektrische Potenzial wird entsprechend größer und damit wird die Abstrahlung elektromagnetischer Wellen vergleichbar stärker. Allgemein liegt die menschliche Hirnfrequenz zwischen 0,5 und 80 Hertz – ein Frequenzspektrum, das jegliche Materie durchdringt.

Hier zeigt sich deutlich der Matrixzusammenhang zwischen der physischen, der mentalen und der energetischen Ebene.

Leitbahnen der Energie

In unterschiedlichen asiatischen Lehren und auch in der traditionell chinesischen Medizin (TCM) geht man davon aus, dass Energieleitbahnen den ganzen Körper durchziehen. Diese sogenannten Meridiane sind eigenständige Kanäle, unabhängig von Blut- oder Nervenbahnen. In ihnen wird Energie, insbesondere Lebensenergie, zu verschiedenen Organen und Körperstellen transportiert.

Grundlegend wird dieses Thema von der 5-Elemente-Lehre beschrieben, einer alten taoistischen Schule aus Asien. Sie besteht aus den Elementen Holz, Feuer, Erde, Metall und Wasser. Die Elemente stellen einzelne Phasen und Energiequalitäten in einem sich ständig selbst-regulierenden Energiefluss dar. Sie baut auf dem Meridiansystem auf und besteht aus 12 + 2 grundlegenden Energieflüssen im Körper. Im medizinischen Bereich lässt sich auf diese beispielsweise über Akupunktur oder Akupressur einwirken. Jeder einzelne Meridian ist mit genau definierten Emotionen verknüpft, die den Energiefluss des Meridians und damit zugleich die Befindlichkeit des Menschen beeinflussen können. Bei einer Unstimmigkeit des Meridians können eine Blockierung, eine Überlastung oder ein gestörter Energiefluss vorliegen.

Die 5-Elemente-Lehre ist sehr umfassend und würde ein eigenes Buch füllen. Sie fließt neben der TCM in viele Bereiche der Kinesiologie mit ein. Ich greife in diesem Kapitel nur grundsätzliche Erkenntnisse und Bedeutungen für die energetische Ebene auf.

Das Modell dieser Lehre beschreibt, wie die 12 + 2 Meridiane untereinander verknüpft sind und welches übergeordnete Wirkprinzip die Gesamtfunktion steuert. Damit bietet dieses System im Coaching die Möglichkeit, blockierte oder unterdrückte Emotionen genau zu definieren und herauszufinden, wie diese wieder in ihre Balance gebracht werden können. Hier zeigt sich die Verbindung in der Matrix zwischen der emotionalen und der energetischen Ebene, denn Emotionen können sowohl eine Menge an Energie freisetzen, sie andererseits aber auch blockieren. Wenn man die 5-Elemente-Lehre genauer betrachtet, stellt auch sie eine eigene Matrix dar. Die einzelnen Zuordnungen eines jeden

Elements verzweigen sich außerdem in der Herzmatrix mit allen sieben Dimensionen.

Jedem der fünf Elemente sind mindestens zwei Meridiane zugeordnet. Darüber hinaus sind, wenn man von „+ 2" spricht, die sogenannten Null-Elemente gemeint. Diese beiden Hauptmeridiane heißen Zentralgefäß und Gouverneursgefäß. Sie versorgen die übrigen Meridiane mit Grundenergie. Dem Zentralgefäß – kurz ZG genannt – werden die Emotionen Selbstachtung und Scham zugeordnet. Das Gouverneursgefäß steht für Ungestütztsein, Verantwortung, Kontrolle und Wahrheit.

Die übrigen 12 Meridiane haben fast alle einen Namen, der auf ein Organ hinweist. Das verleitet dazu anzunehmen, dass es bei einer Störung des Energieflusses in einem bestimmten Meridian – nehmen wir beispielsweise an, im Lebermeridian – auch organische Probleme in diesem Organ, sprich der Leber, geben muss. Dem ist allerdings nicht so. Traditionell chinesisch arbeitende Mediziner und Heilpraktiker können basierend auf der 5-Elemente-Lehre selbstverständlich auch Therapien für den körperlichen Bereich anbieten. Coaches sollten sich, da sie keinen Heilberuf ausüben und ihre Arbeit damit von einer physischen Therapie strikt zu trennen haben, auf die Arbeit mit den Emotionen dieser Elemente beschränken.

Die Elemente werden zyklisch geordnet, beginnend mit dem Holz-Element. Dieses repräsentiert die Kraft der Veränderung im Denken und Tun. Ihm werden zwei Meridiane zugeordnet, der Gallenblasen-Meridian und der Leber-Meridian. Die emotionalen Themen, die dahinter stehen, sind: Lebensenergie, Wachstum, Erschaffen, schöpferische Kraft und Realisieren. Deutlich erkennbar ist hier die Matrixverbindung zur generativen Ebene des Herzes, auf die ich später eingehe.

Der Leber-Meridian birgt die Energie der Wandlung, der überlegten, gezielten und bewusst zugelassenen Veränderung. Er ist verantwortlich für das Fließen der Lebensenergie, für das Entstehen von Neuem. Die Entscheidung, Neues zu schaffen, ist das Ergebnis planvollen Denkens. Die schöpferische Kraft und die Energie werden bereitgestellt.

Im Gallenblasen-Meridian ist vor allem das Tun, die tatsächliche Umsetzung dessen, wofür man sich entschieden hat, zu Hause. Diese Realisierung geschieht aufgrund einer weisen Entscheidung und der freien Wahl. Diesem Tun liegt ein flexibles individuelles Ordnungsschema zugrunde.

Das Feuer-Element repräsentiert vorrangig die Versorgung mit Energie. Ihm unterstehen die Themen bedingungslose Liebe, Ich-bin-Bewusstsein, Harmonie und Erkenntnis. Ihm werden gleich vier Meridiane zugeordnet: der Dünndarm-Meridian, der Herz-Meridian, der Dreifach-Erwärmer-Meridian (damit ist das endokrine, also hormonelle System gemeint) und der Kreislauf-Sexus-Meridian (das Herz-Kreislauf-System und die Fortpflanzungsorgane betreffend).

Der Dünndarm-Meridian steht für die Aufnahme, die Ernährung und das Aufbauen von Energien, vor allem im physischen, mentalen und emotionalen Bereich –

ein deutlicher Hinweis auf die Matrixverbindung dieser drei Ebenen.

Der Herz-Meridian ist das Zentrum für die konstruktive Verarbeitung der feinstofflichen Energien. Hier sind bedingungslose Liebe und Vergebung zu Hause. Auch hier zeigt sich klar die Verknüpfung zur emotionalen Dimension.

Der Kreislauf-Sexus-Meridian ist das Haus der Stille, der entspannten Ruhe, der inneren Mitte, des fließenden, störungsfreien Wechsels von Anspannung und Entspannung, des Verzichts auf Kontrolle.

Der Dreifach-Erwärmer-Meridian repräsentiert die Harmonie von innen und außen, das Gleichgewicht der Energien, das Sich-Öffnen und -Verschließen, die Ausgeglichenheit, die Fähigkeit, die eigene Mitte zu bewahren und zu erhalten – trotz und mit allen äußeren Einflüssen, die man gut integrieren und an die man sich gut anpassen kann.

Das Erd-Element repräsentiert unsere Ressourcen und Möglichkeiten. Seine untergeordneten Themen sind Vitalität, Genährtsein, Genießen, Vertrauen und Stabilität. Ihm unterstehen der Magen-Meridian und der Milz-Pankreas-Meridian.

Der Magen-Meridian ist das Haus unserer eigenen Fähigkeiten. Vertrauen in oder Zweifel an diesen Fähigkeiten sind Grundlage ihres Wachstums oder ihrer Einschränkung.

Der Milz-Pankreas-Meridian steht für die Zukunftsperspektive, die jeder aufgrund seiner Erfahrungen, Vorstellungen und Überzeugungen entwickelt, die er sich selbst zugesteht. Auch hier ist Vertrauen das große Wort, das die persönliche Entwicklung fördert, und Angst das, was sie einschränkt.

Das Metall-Element steht für das Ja zur Gegenwart. Die dazugehörigen Aspekte sind Entscheiden, Trennen, Verabschieden, Loslassen, Kummer und Schuld. Ihm werden der Lungen-Meridian und der Dickdarm-Meridian zugeteilt. Das Metall-Element lehrt uns, die Trauer zu schätzen, Abschied zu nehmen und sich auf das Wesentliche zu konzentrieren. Es steht für Urteils-fähigkeit, Intuition, Disziplin und Austausch. Die Aufga-be des Metall-Elements ist, alles Verbrauchte, Unreine und Überflüssige loszulassen und von dem zu trennen, was nützlich ist.

Der Lungen-Meridian steht für das urteilsfreie An-nehmen eines jeden gegenwärtigen Augenblicks mit allem, was ist.

Der Dickdarm-Meridian ist das Haus, in dem wir jeden Augenblick aktiv und bejahend leben, frei von jeder Be-lastung durch Vergangenheit oder Zukunft.

Das Wasser-Element schlussendlich repräsentiert un-sere spirituelle Dimension. Auch hier zeigt sich wieder eine Verbindung in der Matrix, nämlich zwischen der energetischen und der spirituellen Ebene. Die Themen des Wasser-Elements sind Gefühle, Vertrauen, Angst, Sorgen und Bewegung. Seine beiden Energieleitbahnen sind der Nieren-Meridian und der Blasen-Meridian.

Der Nieren-Meridian ist der Ort der inneren Erkennt-nis. Hier werden wir mit dem Sinn und der Aufgabe un-seres Lebens konfrontiert. Die Beziehung zu allen anderen Lebewesen wird determiniert durch die Art, wie wir die Beziehung zu uns selbst und der Quelle unseres Lebens gestalten. Hier finden wir die Sicherheit, dass das, was die innere Stimme des Herzens sagt, auch außen richtig ist.

Im Blasen-Meridian werden wir mit der Angst konfrontiert, unser Leben tatsächlich nach unserer inneren Erkenntnis zu gestalten, trotz allem, was von außen an Erwartungen, Bedrohungen und dergleichen auf uns einströmt. Die Energie dieses Meridians gibt uns die Kraft und den Mut, unsere Lebensaufgabe anzunehmen und zu bewältigen.

Jeder Meridian ist mit einer Reihe von Emotionen verknüpft, deren Aufzählung das Kapitel sprengen würde. Erfahrene Kinesiologen und Coaches, die mit den Emotionen der 5 Elemente arbeiten, können wertvolle Klärungsarbeit auf diesem Gebiet leisten, so dass das energetische und damit bioelektrische System wieder ins Gleichgewicht kommt.

Im Alltag kann dieses energetische System schnell in eine Disharmonie geraten. Ein kurzer Anflug von Stress mit seinen negativen Gedanken und Gefühlen reicht aus, um die Fließrichtung des Zentralgefäßes und des Gouverneursgefäßes umzukehren. Das erzeugt unmittelbar eine Disbalance im bioelektrischen System unseres Körpers, selbst wenn wir es gar nicht bewusst wahrnehmen.

Wie Sie auf dieser Ebene Ihr System schnell wieder in die Balance bringen können, erfahren Sie am Ende dieses Kapitels durch die dort beschriebene Übung.

Das Herz im Feuer-Element

Im Sinne von Heartness gerät das Feuer-Element, zu dem der Herz-Meridian gehört, in meinen Fokus. Einerseits, weil es im System den Hauptversorger mit Energie darstellt. Andererseits, weil auch ihm das Gefühl Liebe, besonders die bedingungslose Liebe, zugeteilt wird.

Das dazugehörige Ich-bin-Bewusstsein symbolisiert die Selbstliebe und hat bereits einen spirituellen Bezug. So erhöht sich die Wahrnehmung des eigenen Seins. Im klaren Bewusstsein, wer ich bin und was ich tue, kann ich mich gestaltend in dieser Welt ausrichten.

Kurzübung

Spüren Sie einmal in sich selbst hinein. Auf einer Skala von der niedrigsten Stufe 0 bis zur höchsten Stufe 10 – wo würden Sie Ihren Grad an Selbstliebe einstufen? Falls Ihre Einschätzung unterhalb der 10 liegt, womit könnten Sie Ihr Ergebnis um einen oder gar mehrere Punkte erhöhen?

Auch der Dünndarm-Meridian hat einen spirituellen Aspekt und verbindet sich daher in der Matrix mit dieser Ebene. Der Dünndarm selbst zieht auf der Körperebene alle wichtigen Nährstoffe aus der aufgenommenen Nahrung. Im übertragenen Sinne bedeutet der dazugehörige Meridian, sein Selbst mit dem zu nähren und das Wesentliche aufzunehmen, was das Sein wirklich benötigt.

Kurzübung

Achten Sie doch einmal bewusst darauf, wie Sie sich mental, emotional und spirituell „ernähren". Wie viel Gutes führen Sie sich auf diesen Ebenen zu? Und im Vergleich dazu, wie viel Belastendes? Wie oft am Tag sind Sie erfüllt von negativen, selbstablehnenden Gedanken, wie häufig lassen Sie sich von unangenehmen Emotionen mitreißen? Wann versetzen Sie sich umgekehrt sehr bewusst in einen bejahenden, kräftigenden und aufbauenden Zustand?

Im Zusammenhang mit der generativen Dimension, auf die ich gesondert zu sprechen komme, ist die Bedeutung des Kreislauf-Sexus-Meridians interessant. Auf der Körperebene werden ihm das Herz-Kreislauf-System und die Fortpflanzungsorgane zugeordnet. Der Blutkreislauf stellt fortwährend die Gesamtversorgung im Körpersystem sicher. Das Blut selbst steht symbolisch für das Leben, das dieser Kreislauf unablässig in uns pulsieren lässt.

Fortpflanzung ist eine Metapher für Neues in die Welt zu bringen, etwas zu kreieren, zu erschaffen. Sie spricht das Schöpfersein in uns an, das uns ermöglicht, die eigenen Umstände selbst zu gestalten.

Kurzübung

Versuchen Sie spontan folgende Frage zu beantworten: Fühlen Sie sich als Gestalter Ihrer Lebensumstände oder haben Sie viel mehr den Eindruck, von äußeren

Gegebenheiten und dem Wohlwollen anderer Menschen abhängig zu sein?

Die Verbindung zwischen dem Herzen und dem endokrinen, also hormonellen System wird hier ebenfalls deutlich. Dass das Herz selbst eine Hormondrüse ist, weiß die westliche Wissenschaft erst seit ein paar Jahren. Den Taoisten und den traditionell chinesischen Medizinern ist es offensichtlich seit Jahrtausenden bekannt.

Energiezentren im Körper

Es gibt noch einen weiteren Ansatz über feinstoffliche Energiezentren, die in traditionellen asiatischen Konzepten als Chakren bezeichnet werden. Dieses Feld ist derart komplex, dass es mehr als ein ganzes Buch füllen könnte. Ich beschränke mich daher darauf, sie in Kurzform zu erwähnen. Wer sich bereits gut mit der Chakren-Lehre auskennt, möchte die nächsten Seiten möglicherweise überspringen, da sie überwiegend eine Basisinformation darstellen.

In den meisten östlichen Traditionen wird ein aus sieben Hauptchakren bestehendes System beschrieben. Diese Chakren sind am menschlichen Körper entlang der Wirbelsäule zwischen Beckenboden und Schädeldecke zu finden. In manchen Überlieferungen wird auch von einem erweiterten System berichtet, das von insgesamt zwölf Chakren spricht.

Das Wort *Chakra* bedeutet im Sanskrit wörtlich *Rad*, *Diskus* oder *Kreis* und stellt einen Hinweis auf die Form dar, die den Chakren zugesprochen wird. Diese Lehre ist einige Tausend Jahre alt und ihre Überlieferungen wurden nicht immer einheitlich und gleichbedeutend übersetzt. Es mögen sich daher manche der folgenden Beschreibungen etwas von anderen schriftlichen Ausführungen unterscheiden. Weltweit hat sich die Lehre der sieben Chakren durchgesetzt, die in den indischen Veden, einer Sammlung hinduistischer Texte, ausführlich dargestellt wird.

Jedem dieser Energiezentren werden spezielle Schlüsselbegriffe und Aspekte zugeordnet. Die Chakrenlehre besagt, wenn sich bestimmte Themen im Leben in blockierender Weise zeigen, dann ist das jeweilige Chakra nicht in seiner Balance. Meist hat es mit unterbewussten Glaubenssätzen und Überzeugungen zu tun. So kann die Lebensenergie nicht im rechten Maß fließen. Dies führt entweder zu einer Unterversorgung mit Energie oder zu einem Energiestau, wenn ein Zuviel davon vorhanden ist.

Die entsprechenden Aspekte jedes Chakras beinhalten Lebensthemen, mit denen sich jeder von uns im Laufe seines Daseins auseinanderzusetzen hat, sowie Ängste, die das Wachstum einschränken können. Beides birgt ein großes Potenzial für die persönliche Entwicklung.

Auch in dieser Methodik existiert die Idee von einem Hauptenergiekanal, der alle Chakren miteinander verbindet und das Gesamtsystem mit Energie speist. Wer sich mit Chakrenarbeit beschäftigt, weiß einerseits, mit welchen Hilfsmitteln und Übungen die einzelnen Energiezentren auszugleichen sind. Dies soll den Umgang mit den dazugehörigen Themen erleichtern.

Andererseits richtet sich das Augenmerk immer auch darauf, dass die Energie im Hauptenergiekanal entsprechend fließen kann. Dies balanciert alle Chakren und lässt die Lebensenergie entsprechend fließen. Die Übung im Kapitel über das spirituelle Herz zeigt Ihnen, wie Sie den Fluss dieser Lebensenergie bewusst intensivieren können.

Aspekte der Energiezentren

Das erste Chakra ist das Wurzel-Chakra. Es befindet sich am Beckenboden, zwischen Anus und Genitalien. Thematisch steht das Wurzel-Chakra für die Verbindung mit der physischen Welt und dem Ja zum Leben. Vor allem symbolisiert es Lebenskraft, Sicherheit und Urvertrauen. Es bildet ein lebenswichtiges Fundament und die Quelle vitaler Kraft, mit der es die höher gelegenen Chakren versorgt. In der Herzmatrix zeigt sich die Verknüpfung mit der physischen Ebene, denn das Wurzelchakra steht für die Verbindung mit allem Körperlichen und Irdischen. Auch die Beziehung zur materiellen Ebene des Lebens und Themen wie Geld, Macht und Karriere gehören dazu. Wenn sich in diesem Chakra Ängste zeigen, dann sind es vor allem Überlebensängste und die Angst vor Veränderungen.

Als Sakral-Chakra wird das zweite Energiezentrum bezeichnet. Teilweise begegnet einem auch der Name Unterbauchchakra. Es liegt etwa eine Handbreit unter dem Nabel. Hier ist die kreative Energie des Lebens zu Hause. Zu ihm gehören Themen wie Lebendigkeit, Verlangen, Begehren, Lebensfreude, Emotionen, Lust, Sexualität, Kreativität und schöpferische Kraft. Die Verknüpfung mit der generativen Dimension der Herzmatrix wird dadurch deutlich. Auf der Angstebene findet man diesem Chakra zugehörig Scham, Schuld und die Angst davor, sich emotional auszudrücken.

Das dritte Chakra heißt Solarplexus-Chakra. Der Name verrät bereits seine Lage, es befindet sich knapp unter dem Sonnengeflecht in der Mitte des Oberbauches. Seine geistigen Qualitäten lassen sich mit den Begriffen Gedanken, Willen, Sitz der Persönlichkeit, Identität, persönliche Macht, Bauchgefühl, Verantwortung, Grenzsetzung, Tatkraft und Ausgeglichenheit beschreiben. Eingeschränkt wird das Chakra durch die Angst Kontrolle zu verlieren sowie Angst vor Wut, Kritik und Versagen.

Genau im Zentrum der insgesamt sieben Energiewirbel befindet sich in der Mitte der Brust das vierte Chakra, das Herz-Chakra. Auch in dieser Lehre steht das Herz metaphorisch für Liebe, insbesondere sind damit die universelle und bedingungslose Liebe gemeint. Die dazugehörigen Aspekte lauten Hingabe, Heilung, Beziehung, Mitgefühl, Sensitivität, Feingefühl und Herzensfreude. Einschränkend und blockierend auf das Herz-Chakra wirken die Angst vor Herzschmerz, Verletzung und Trauer, die Angst sich zu öffnen sowie die Angst, Liebe zu empfangen und liebevoll genährt zu sein.

Das fünfte Chakra wird als Kehlkopf-Chakra oder auch Hals-Chakra bezeichnet. Auch hier erkennt man anhand des Namens seine Lage, nämlich direkt am Kehlkopf. Thematisch geht es bei diesem Chakra um authentischen Selbstausruck, Kommunikation, Individualität, Integrität, Wahrheit und Klarheit im Innen und Außen. Begrenzungen auf der Angstebene zeigen sich durch die Angst sich auszudrücken, Angst vor Zurückweisung, Angst vor Konfrontation und die Angst sich zu verpflichten.

Als Stirn-Chakra wird das sechste Chakra bezeichnet. Es liegt leicht über und zwischen den Augenbrauen. In den fernöstlichen Lehren wird es zum Teil auch als Drittes Auge bezeichnet, da es sich hier um eine Wahrnehmungsebene handelt, die über unsere üblichen fünf Sinneskanäle hinausgeht. Auf der Körperebene hat dieses sogenannte Dritte Auge einen engen Bezug zur Zirbeldrüse, die auch biologisch und physikalisch eine wichtige Wahrnehmungs- und Steuerungsebene in unserem System darstellt.

Bedeutung und Aufgabe des Stirn-Chakras sind Intuition, höherer Verstand, innere Führung, Präsenz, Klarheit, Vision und die Kommunikation mit der Seele. Wenn Ängste bezogen auf dieses Energiezentrum auftreten, dann die Angst, nicht zu wissen oder zu verstehen – die Frage nach dem Warum – und die Angst nach innen zu schauen.

Das letzte der sieben Hauptchakren ist das Kronen-Chakra, auch Scheitel-Chakra, weil es genau am Scheitelpunkt des Kopfes angesiedelt ist. Sinnbildlich steht es für die Verbindung des Menschen mit dem Göttlichen und der spirituellen Dimension sowie für Liebe auf einer höheren Ebene und das Einheitsbewusstsein. Begrenzend wirkt die Angst allein gelassen zu sein, sowohl von Menschen als auch von einer Höheren Intelligenz. Es ist eine Angst, die Identität und den freien Willen zu verlieren sowie von einer höheren Ebene nicht versorgt zu werden.

Das Herz als Zentrum im Energiekanal

Die unteren drei der beschriebenen Chakren beziehen sich hauptsächlich auf das irdische, physische und materielle Leben. Die oberen drei symbolisieren die geistig-spirituellen Ebenen. Damit wird dem Herz-Chakra eine besondere Rolle zugesprochen. Da es die Mitte bildet zwischen den drei unteren und den drei oberen Chakren, ist es sozusagen das Verbindungsstück zwischen Körper und Geist. Sinnbildlich steht es für die Verbindung zwischen Oben und Unten sowie für die Kommunikation im Innen und Außen. Auch in dieser Energielehre sorgt das Herz für die Verständigung auf der physischen Ebene und es ist gleichzeitig das Zentrum für Herzbeziehungen mit anderen Menschen. Hier sitzen die Gefühle, die für Liebe, Freundschaft, Nähe und Intimität unabdingbar sind.

Interessante Zusammenhänge zwischen der Chakren-Lehre und der 5-Elemente-Lehre hat der japanische Wissenschaftler und Arzt Hiroshi Motoyama bereits Ende der 1970er Jahre entdeckt. Seine Chakrenforschung belegte er durch etliche Studien und füllte mehr als 20 Bücher. Er gründete und leitet das California Institute of Human Science mit eigener Fakultät und unterstützt zahlreiche anerkannte akademische Programme.

Mittels einer hochsensiblen Kupferelektrode maß Motoyama die elektromagnetische Abstrahlung der Testpersonen. Haben diese beispielsweise das Herz-Chakra bewusst aktiviert, so beeinflusst dies die Energie im zugeordneten Akupunkturmeridian. Dabei konnte ein hoher Grad an pulsierender Energie und abstrahlendem Licht (Biophotonenemission) festgestellt werden.

Die sogenannte Energiemedizin fächert sich in weitere vielfältige Spezialgebiete auf, deren Aufzählung und Beschreibung nicht Absicht dieses Buches ist. Dennoch lässt sich zusammenfassend sagen, dass sie inzwischen Anerkennung und Anwendung bei mehr und mehr Schulmedizinern findet, weil das menschliche System nicht nur auf der körperlichen, sondern auch auf der energetischen Ebene betrachtet werden möchte. Das Herz als Stromerzeuger und Energielieferant spielt dabei eine entscheidende und übergeordnete Rolle.

Im Alltag können wir emotional schnell aus unserer inneren Mitte katapultiert werden. Dazu braucht es nicht immer dramatische Ereignisse, die vielen kleinen, oft unbedeutenden stressbeladenen Momente gibt es zur Genüge. Meist merken wir dabei nicht bewusst den engen Zusammenhang zwischen unserem emotionalen Erleben und unserem energetischen Befinden. Doch spüren Sie einmal genau hin: Wenn Sie sich emotional gut fühlen, sind Sie auch energiegeladen, während Sie sich in aller Regel energielos und matt fühlen, wenn es Ihnen emotional nicht gut geht.

Um das emotionale und damit bioelektrische System wieder in die Balance zu bringen, ist die folgende Übung hilfreich. Man kann sie fast überall durchführen. Besonders empfehlenswert ist sie am Ende eines anstrengenden und bewegten Tages – entweder vor der Heimfahrt, gleich im Auto, bevor man den Motor startet, oder bequem zu Hause auf dem Sofa. Sie eignet sich auch gut, um sich einen Moment lang bewusst auf ein schwieriges Gespräch oder eine herausfordernde Begegnung einzustimmen – ob im privaten oder beruflichen Umfeld.

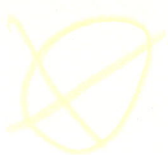

Übung Bioelektrische Kohärenz

1. Setzen Sie sich bequem auf einen Stuhl, schließen Sie die Augen, strecken Sie die Beine aus und legen einen Fußknöchel über den anderen.

2. Verschränken Sie nun Ihre Arme vor der Brust. Legen Sie Ihre Hände unter Ihre beiden Oberarme, so dass vier Finger Ihrer Hand etwas unterhalb der Achselhöhle seitlich am Oberkörper liegen.

3. Lassen Sie die beiden Daumen außerhalb an dem Punkt aufliegen, wo die Achselhöhe beginnt, am Übergang zwischen Oberkörper und Arm. Dieser Punkt heißt H1, hier beginnt der Herz-Meridian.

4. Atmen Sie nun gleichmäßig und langsam ein und aus. Achten Sie darauf, dass Sie dabei tief in den Bauch atmen.

    Diese Übung bringt das bioelektrische, also emotionale System ins Gleichgewicht. Es ist nicht notwendig, doch wenn Sie möchten und es sich für Sie stimmig anfühlt, ergänzen Sie sie gerne zusätzlich mit den Ihnen bekannten Punkten der Herzkohärenz-Übung:

5. Richten Sie Ihren Fokus auf Ihr Herz und Ihren gleichmäßigen Atem.

6. Lassen Sie bewusst ein Gefühl von echter Liebe oder wahrem Mitgefühl in sich aufsteigen.

Das energetische Herz – Fazit und Nutzen

❖ *Laut Einstein können sich Energie und Materie wechselseitig ineinander umwandeln.*

❖ *Das Herz strahlt – wie alle Organe – ein elektromagnetisches Feld aus. Das Feld des Herzens ist etwa 5000-mal stärker als das des Gehirns.*

❖ *Das elektromagnetische Feld hat die Form eines Torus. Es kann über mehrere Meter um den, der es erzeugt, gemessen werden. Es kann ferner in den Gehirnströmen anderer Menschen in der Umgebung nachgewiesen werden.*

❖ *Jeder Mensch sendet über sein Herz sein spezifisches Signal aus, das wiederum von anderen empfangen wird. Kohärenz und Inkohärenz übertragen sich damit in die Umgebung und zu anderen Menschen.*

❖ *Das Herz sendet sein elektromagnetisches Feld pulsierend aus und überträgt Energie und Information. Auch werden pro Sekunde etwa 100.000 Prozesse in jeder Körperzelle über dieses Feld gesteuert.*

❖ *Das elektromagnetische Feld eines jeden einzelnen Menschen kommuniziert darüber hinaus mit dem elektromagnetischen Feld der Erde. Dieses Phänomen ist messbar und wurde in unterschiedlichen Studien belegt.*

❖ *Die taoistische 5-Elemente-Lehre umfasst ein umfangreiches Energiesystem im menschlichen Körper. Meridiane transportieren Lebensenergie im gesamten Körper. Ihnen sind spezifische Themen und Emotionen zugeordnet.*

❖ *Die vedische Chakren-Lehre beschreibt feinstoffliche Energiezentren im Körper. Sind sie in der Balance, erlebt man Vitalität und Wohlbefinden auf vielen Ebenen. Jedem Chakra sind vielschichtige Aspekte und Themen zugeteilt.*

Hinweis für Berater und Coaches

Psychoenergetik, Psychokinesiologie und diverse energetische Praktiken haben in den letzten Jahren im Coaching Einzug gehalten, so dass viele Coaches nicht mehr ausschließlich auf der Ebene der Gesprächsführung arbeiten. Viele haben erkannt, dass sie durch Gespräche, die rein auf der Ebene des Bewusstseins stattfinden, nicht zur Lösung kommen. Die Themen des Klienten, und damit auch deren Lösungen, sind meist in tieferen Schichten zu finden.

So haben sich viele Modelle, die oftmals auf jahrtausendealten Lehren beruhen, entwickeln können. Es gibt inzwischen reichhaltige Angebote an Methoden. Dabei gibt es weder richtig noch falsch, jeder Coach kann und soll für sich selbst entscheiden, was zu seiner Arbeitsweise passt. Heartness im Rahmen eines Holistic Coachings bindet unter anderem das Modell der 5-Elemente-Lehre sowie weitere Ansätze, die das energetische Herz aktivieren, mit ein.

Es kann sein, dass ein Coaching-Klient emotional sehr aufgewühlt ist. Besonders dann, wenn es sich bei seinem Anliegen um ein komplexes, auf vielen Ebenen vernetztes Thema handelt, das holistisch betrachtet werden möchte. Um ihn emotional auszugleichen, habe ich gute Erfahrungen mit der zuvor beschriebenen Übung gemacht, die das bioelektrische System und das emotionale Befinden balanciert. Sie empfiehlt sich gleich zu Beginn eines Coachings, aber auch zwischendurch oder zum Abschluss einer Sitzung.

Das Herz muss Hände haben,
die Hände ein Herz.

aus Tibet

Das generative Herz

Das generative Herz

„Im Anfang war das Wort." So beginnt in der alten Schrift die Geschichte der Entstehung und Erschaffung, die Genesis. Offenbar wusste man schon zu derart frühen Zeiten, dass der Realität ein Prinzip vorausgeht, das erst einmal nur als Idee, Vorstellung oder Wort existiert.

Anders ausgedrückt bedeutet es, dass der materiellen und realen Welt eine geistige Ebene zugrunde liegt, die ihr ihre äußere Form überhaupt erst verleiht. Steigt man tiefer in diese Theorie ein, befindet man sich im Bereich der Quantenphysik. Dieser Wissenschaftszweig mit all seinen einschneidenden Erkenntnissen ist entstanden, als man auf der Suche nach dem kleinsten Etwas war, um damit den grundlegendsten Baustein von allem Existierenden zu finden. Dies wäre der Zugang, um unsere Realität zu entschlüsseln. Die Annahme lautete, dass man mit dem kleinsten Etwas purer Materie alle Teile der Realität bauen und beherrschen kann, so drückte es Hans-Peter Dürr aus, namhafter Physiker und einer der engsten Mitarbeiter des Nobelpreisträgers Werner Heisenberg.

Die Quantenphysik ist ein Spezialgebiet, das unser Weltbild wahrhaft reformieren, wenn nicht gar erschüttern kann. Es ist ein äußerst komplexes Feld. Gleichwohl beschreibt es wie kein anderes unser Universum und unsere Existenz. Gerne möchte ich ein Stück weit in diese Materie vordringen, damit deutlich wird, weshalb wir unsere Realität in jedem Moment selbst generieren.

Materie existiert nicht

Viele Menschen halten die materielle Welt und damit auch den physischen Körper für die einzige Realität, da sie über die physischen Sinne wahrgenommen und vom rationalen Verstand erfasst werden können. Alles Übrige wird dann schnell mit Umschreibungen wie „Gibt es nicht" oder „Ist nicht wissenschaftlich bewiesen" abgetan. Auch die Aussage „Was ich mit meinen Augen nicht sehen kann, existiert für mich nicht" hört man nicht selten.

Letzteres ist allein deshalb amüsant, da unser menschliches Auge – im Vergleich zu vielen Tieren – nur einen relativ geringen Frequenzbereich überhaupt sehen kann. Es sind genau 8 % der gesamten Bandbreite. Das sichtbare Lichtspektrum des Menschen bezieht sich nur auf die Spektralfarben rot, orange, gelb, grün, blau und violett. Die jenseitigen Bereiche dieses Spektrums, infrarot und ultraviolett, sind für uns nicht mit dem Auge zu erfassen. Auch Gase sind für den Menschen unsichtbar. Sind sie deshalb nicht existent?! Die Frage erübrigt sich.

Die Quantenphysik besagt, dass Materie im Prinzip gar nicht existiert. Zunächst ist Materie eine Ansammlung aus Atomen. Deren Atomkern besteht aus Neutronen und Protonen. Um diesen kreisen Elektronen in der Atomhülle. Der Atomkern ist vergleichsweise winzig, der größte Teil des Atoms konzentriert sich in der Hülle. Diese Elementarteilchen, die Elektronen, bestehen zu 99,999999999 % aus masseleerem Vakuum. Nur

0,000000001 % davon sind tatsächlich Materie – rein mengenmäßig gesehen praktisch nichts.

Elektronen sind unsterblich, sie vergehen nicht. Jegliche Materie wird immer wieder aus den bestehenden Elektronen zusammengesetzt. Jedes dieser kleinen Teilchen in unserem Körper war also bereits zigfach in anderen menschlichen, tierischen oder pflanzlichen Daseinsformen existent. Die Atome unseres Körpers sind nach etwa sechs bis sieben Jahren komplett ausgetauscht, ausgenommen sind die atomaren Bausteine unseres Herzens und der DNA. Ein weiterer Hinweis, welch bedeutende Rolle das Herz einnimmt.

An der Grenze zur Energie entdeckten Wissenschaftler immer noch kleinere Teilchen, die man als Higgs oder Quarks bezeichnet. Auf der Quantenebene lässt sich nicht mehr zwischen Teilchen oder Welle unterscheiden, denn sie können gleichzeitig in beiden Erscheinungsformen auftreten. Physiker nennen das den Welle-Teilchen-Dualismus. In der Quantenwelt existiert somit keine zweiwertige Logik im Sinne von Ja oder Nein bzw. Entweder-oder. Auf dieser Ebene herrscht vielmehr ein Sowohl-als-auch. Etwas, das noch unentschieden und daher nicht greifbar ist.

Subatomar betrachtet besteht ein Objekt in Wellenform aus Energie und Information. Diese Welle ist phasengleich, sprich kohärent. Aufgrund seiner Wellenfunktion kann das Quantenobjekt – das in diesem Zustand reine Potenzialität darstellt – an mehreren Orten zeitgleich existieren. Ein genauer Aufenthaltsort kann daher zunächst nicht ermittelt werden. Erst wenn die kohärente Welle zusammenbricht, entstehen Teilchen und damit Materie. Die ist dann nicht mehr „überall", sondern kann lokalisiert werden. Diese Auslegung der Quantenmechanik wird auch als Kopenhagener Deutung bezeichnet. Werner Heisenberg und Niels Bohr haben sie einst in Kopenhagen formuliert, basierend auf der Wahrscheinlichkeitsinterpretation der Wellenfunktion des Nobelpreisträgers Max Born.

Auf Quantenebene ist ein Objekt sozusagen ein Kann-sein-Zustand, eine potenzielle Möglichkeit, die sich in der Elektronenhülle des Atoms befindet. Aus ihm können sich unterschiedliche Wahrscheinlichkeiten manifestieren. Dieser Kann-sein-Zustand wird von Wissenschaftlern mit verschiedenen Namen versehen. Man nennt ihn Nullpunktfeld, Vakuumfeld oder auch Psi-Feld. Die Bezeichnung Nullpunktfeld oder Nullpunktenergie rührt daher, dass die enorme Energiemenge, die durch die ständige messbare Wechselwirkung von Quantenpartikeln entsteht, auch dann noch nachweisbar ist, wenn die Temperatur unter dem absoluten Nullpunkt (-273 Grad Celsius) und damit auf dem niedrigstmöglichen Energieniveau liegt. Der Physiker und Biologe Ulrich Warnke bezeichnet dieses Feld als Meer aller Möglichkeiten, denn jede der dort vorhandenen Wahrscheinlichkeiten könnte potenziell eintreten.

Stellt sich uns an dieser Stelle nicht die spannende Frage, welches Potenzial verwirklicht sich, welche Möglichkeit wird in die Realität geschaltet? Welche Voraussetzungen sind dafür nötig und welchen Einfluss haben wir darauf?

Das generative Herz

Geist formt Materie

Quantenphysiker sind sich einig, dass unserer materiellen Realität ein Prinzip des Geistes zugrunde liegt. Gerne will ich noch einmal Hans-Peter Dürr zitieren, der sagte: „Im Grunde gibt es Materie gar nicht. Jedenfalls nicht im geläufigen Sinne. Es gibt nur ein Beziehungsgefüge, ständigen Wandel, Lebendigkeit. Wir tun uns schwer, uns dies vorzustellen. Primär existiert nur Zusammenhang, das Verbindende, ohne materielle Grundlage. Wir könnten es auch Geist nennen. Etwas, was wir nur spontan erleben und nicht greifen können. Materie und Energie treten erst sekundär in Erscheinung – gewissermaßen als geronnener, erstarrter Geist. Nach Albert Einstein ist Materie nur eine verdünnte Form der Energie. Ihr Untergrund jedoch ist nicht eine noch verfeinertere Energie, sondern etwas ganz Andersartiges, eben Lebendigkeit. Wir können sie etwa mit der Software in einem Computer vergleichen."

Geist ist etwas, das seit René Descartes aus der Naturwissenschaft verbannt wurde. Er trennte Geist und Materie, und obwohl es lediglich eine unbewiesene Annahme seinerseits war, wurde sie grundlegend übernommen, als gültig angesehen und bis in die Neuzeit nicht mehr hinterfragt. In der Quantenphysik taucht der Begriff des Geistes jedoch in elementarer Weise wieder auf. So macht es Sinn, das Wort Geist einmal genauer zu betrachten, denn die Vorstellungen davon sind höchst unterschiedlich. Was verbinden Sie mit diesem Begriff? Steht er für gedankliche Konstrukte oder hat er gar einen religiösen Aspekt? In unserer deutschen

Sprache haben wir tatsächlich nur ein Wort für verschiedene Bedeutungen. Einerseits ist es ein Synonym für die kognitiven Fähigkeiten des Menschen; im Englischen wird dies mit dem Begriff *mind* umschrieben. In der religiösen und philosophischen Vorstellung versteht man darunter eine transzendente Geistigkeit, auf Englisch *spirit* genannt. Diese beiden Bedeutungsformen des Begriffs Geist sind uns im Alltag geläufig. Allenfalls gibt es noch den Geist im Sinne eines Gespensts, englisch *ghost*.

In der Quantentheorie sieht man im Prinzip des Geistes den Ursprung alles Lebendigen, eine Art universellen Code. Dieser Urgrund allen Seins ist zunächst körperlos und nicht greifbar. Er stellt folglich nichts anderes als Information dar. Dieser Begriff birgt bereits einen Teil der Erklärung in sich: Etwas wird *in Form* gebracht. Energie und eine daraus resultierende physikalische Kraft einerseits und Information als Komponente eines Geistfelds andererseits fließen zusammen. Das, was daraus entsteht, ist das, was wir erleben. Max Planck formulierte es so: „Es gibt keine Materie, sondern nur ein Gewebe von Energien, dem durch intelligenten Geist Form gegeben wurde." Und Werner Heisenberg sagte: „Man kann keine Physik machen ohne den Geist." Ergänzend lässt sich ein weiteres Zitat anknüpfen. Albert Einsteins Aussage zu dieser Thematik lautete: „Jeder, der sich ernsthaft mit der Wissenschaft beschäftigt, gelangt zu der Überzeugung, dass sich in den Gesetzmäßigkeiten der Welt ein dem menschlichen ungeheuer überlegener Geist manifestiert, dem

Das generative Herz

gegenüber wir mit unseren bescheidenen Kräften demütig zurückstehen müssen."

Mit zunehmendem Bewusstsein darf sich diese Demut in Mut wandeln, mit dem wir durch unseren menschlichen Geist als Teil des universellen Geistes unsere Wirklichkeit generieren. So sind wir aktiver Gestalter, statt uns passiv dem Schicksal zu ergeben, das manchmal den Eindruck hinterlässt, keine Wahl zu haben oder gar Opfer externer Kräfte zu sein. Mit dieser Gewissheit formt sich in uns ein schöpferisches Weltbild, in dem wir selbst Mitschöpfer sind.

Wenn die Welle kollabiert

Der Physiker Erwin Schrödinger bezeichnete die zuvor beschriebene Wellenfunktion als „Wissen" und damit das Universum als Wissensfeld. Wenn die Wellenfunktion zusammenbricht, ist das der Übergang vom Potenziellen zum Wirklichen, also von Geist zu Realität.

Doch wie genau geht das vor sich? Es geschieht, wenn das Quantenobjekt, also die Welle, mit der Umgebung in Wechselwirkung tritt. Durch eine Messung beispielsweise kollabiert die Welle und wird zum Teilchen, also zu Materie. Dieses Kollabieren bezeichnet man auch als Dekohärenz. Erst dann lässt sich eine Ortsbestimmung der Teilchen vornehmen. Interessanterweise wird auch eine Beobachtung physikalisch als Messung betrachtet. Die bewusste Wahrnehmung mit einem Sinnesorgan – auch dem Herzen – entspricht ebenfalls einer Messung, was zum Realitätszustand führt. Eine bewusste Beobachtung blendet den Großteil aller anderen Möglichkeiten aus, die sich realisieren könnten, und konzentriert sich auf eine einzige Eventualität, die sich dann manifestiert.

Im Einzelnen sehen die Schritte so aus, dass potenzielle Möglichkeiten als Energie und Information in einer kohärenten Wellenform vorliegen. Wenn eine Dekohärenz eintritt, diese Welle also kollabiert, werden daraus Quantenteilchen – auch Quantenbits oder Qubits genannt –, die sich zu Quantenfeldern zusammenfügen. Damit Geist auf Materie einwirken kann, müssen die Spins verändert werden. Der Spin ist eine physikalische Eigenschaft von Teilchen, es ist deren Drall oder Eigenrotation. Meistens kennen wir diesen Begriff als sogenannten Kernspin. Diese Bezeichnung bezieht sich jedoch nur auf den Atomkern, der auch eine Drehbewegung aufweist. Der Spin an sich kommt nicht nur in Atomkernen, sondern auch auf subatomarer Ebene bei Elementarteilchen vor. Der Spin codiert die Eigenschaften von Elementarteilchen und Atomkernen und ist die Ursache von Molekülverbindungen. Dies hat Auswirkungen auf deren Form, Struktur und Gestalt sowie deren Funktion. Der Spin ist verantwortlich für alle Quanteneffekte. Er existiert – wie ein Elektron – nur, wenn er beobachtet wird.

Die genannten Quantenbits sind die Grundlage sowohl von Materie auf molekularer, atomarer und subatomarer Ebene als auch von Gedanken auf energetischer Ebene. Der Physiker Thomas Görnitz drückte es so aus, dass Materie somit im Prinzip aus demselben

Stoff besteht wie unsere Gedanken und daher geistig ist. Wenn Gedanken und Materie dieselbe Grundlage haben, ist es nur logisch, schlussfolgernd anzunehmen, dass Gedanken Materie und Realität erzeugen. Im Prinzip stimmt das, doch in die Gleichung müssen noch ein paar weitere Aspekte eingefügt werden. Schließlich wissen wir aus Erfahrung, dass sich nicht jeder Gedanke oder Wunsch sofort erfüllt, selbst wenn wir etwas noch so sehr wollen und uns imaginär ausmalen. Doch wir kennen ebenso gut Situationen, in denen es durchaus funktioniert.

„Achte auf deine Gedanken, denn sie könnten wahr werden", mahnt der Volksmund. Daher ist es eine gute Übung, wenn Sie sich ab und an bewusst machen, was Sie gerade denken, um sich sodann die Frage zu stellen, ob Sie diese Realität gerne erleben würden, die Ihre Gedanken eben kreieren? Schnell ertappt man sich dabei, dass dem Kopf tagein tagaus etliche negative Gedankenkonstrukte entspringen.

Wünschen, Wollen und Gestalten

So entstand irgendwann die Welle des positiven Denkens und es wurde postuliert, dass Sämtliches in der Außenwelt nur ein Spiegel der Innenwelt sei und dass sich durch kontinuierliches Üben im positiven Denken alles kreieren lasse. Nichts davon ist per se falsch, es ist nur unvollständig. Wenn sich jeder Gedanke augenblicklich manifestieren würde, wäre Chaos die Folge. Stellen Sie sich einmal vor, 250 Menschen sitzen in einem Flugzeug und ein Passagier mit Flugangst denkt: „Womöglich stürzen wir ab!" Was würden seine Gedanken erschaffen? Die Maschine käme unvermittelt ins Trudeln und würde kurz darauf am Boden zerschellen. Glücklicherweise verfolgen die übrigen 249 Fluggäste nicht die angstvolle Vorstellung des Absturzes.

Dies lässt vermuten, dass es nicht nur eine Frage des bloßen Gedankens, sondern auch eine der Intensität sein könnte. Wenn wir uns an die Studien über globales Bewusstsein des HeartMath-Instituts und der Princeton University erinnern, dann waren es vor allem größere Menschenmengen, die gewisse Auswirkungen hervorriefen. Insbesondere waren es deren Gefühle, die die messbare Veränderung bewirkten. Und damit haben wir einen weiteren entscheidenden Faktor in der Formel der Realitätsgestaltung ausfindig gemacht.

Bevor ich auf die Thematik des Fühlens tiefer eingehe, möchte ich gerne den Aspekt des Denkens und damit die Matrixverbindung zur mentalen Ebene noch einmal aufgreifen. Wenn wir einen Gedanken absichtlich kreieren, dann ist das ein Akt unseres bewussten Verstandes. Im Kapitel über das mentale Herz haben wir uns mit der Tatsache beschäftigt, dass dieser in Zahlen ausgedrückt etwa 5 % ausmacht. Im Verhältnis zu unserem Unterbewusstsein, das die übrigen 95 % belegt, ist der bewusste Verstand also ziemlich unbedeutend. Das Unterbewusstsein, das auch als emotionales Bewusstsein bezeichnet wird, tätigt demnach fast vollständig die gesamte Informationsverarbeitung der Lebensfunktionen. Das bewusste Denken – und damit auch das gezielte positive Gedankenkonstrukt – kann dem unterbewussten Denken entgegenstehen. Wenn im Unterbewusstsein gewisse konditionierte Glaubenssätze verankert sind, haben sie schlichtweg das größere Gewicht. Häufige unterbewusste Überzeugungen sind Sätze mit „Man muss ...“, „Es geht nicht ...“ oder „Ich darf nicht ...“. Der Wortstamm des Begriffs Überzeugung sagt bereits etwas darüber aus, worum es hier geht: um zeugen, erschaffen, generieren.

So können Sie sich zwar bewusst etwas wünschen oder etwas Schönes und Positives vorstellen – falls diesem Gedanken von unterbewusster Seite entgegengewirkt wird, ist die Siegerfrage schnell geklärt. Wir hatten in einem früheren Kapitel dafür das Bild mit dem Vöglein benutzt, das mit seiner Absicht gegen die Kraft des Schnellzuges nicht ankommt, wenn dieser in die entgegengesetzte Richtung braust.

Nun höre ich öfters das Argument, dass das mit dem positiven Wünschen doch prima klappt, wenn man sich beispielsweise in der Großstadt einen Parkplatz sucht. Weshalb scheitert es so oft bei wichtigen persönlichen Träumen? Die Antwort liegt vermutlich darin begründet, dass die Stellplatzsuche nicht von unterbewussten Konditionierungen sabotiert wird. Der Wunsch nach einem Parkplatz ist unterbewusst höchstwahrscheinlich neutral belegt. Suchen Sie hingegen nach einem Traumpartner, sieht das möglicherweise ganz anders aus. Da mögen zwar bewusste Wünsche und Sehnsüchte vorhanden sein und sicherlich auch ziemlich stark; doch wenn diese 5 % Wunschgedanken von 95 % unterbewussten Verneinungen oder Ängsten blockiert werden, dann wird deutlich, weshalb positives Denken und bewusstes Wünschen alleine nicht zielführend sind. Wir erleben besonders die inneren Prägungen als sabotierend, die uns anerzogen und konditioniert wurden, weil sie nicht unserem eigentlichen Sein entsprechen. Konditionierungen entspringen nicht unseren eigenen Gefühlen, es sind die Emotionen unserer Eltern und Lebenslehrer, die wir übernommen haben.

Gefühle als Magnet

Gefühle, besonders die beiden Extreme Liebe und Angst, haben eine magnetische Wirkung. Sie ziehen förmlich an, was wir uns sehnlichst wünschen oder wovor wir uns maßlos fürchten. Energie folgt der Aufmerksamkeit. Vielleicht kennen Sie dieses physikalische Prinzip bereits? Es besagt, dass das verstärkt wird, worauf wir unseren Fokus legen.

Ein unerfüllter Wunsch hinterlässt in unserem gegenwärtigen Bewusstsein eine Sehnsucht, manchmal auch verknüpft mit einer Traurigkeit, weil dieser Zustand nicht der gelebten Wahrheit entspricht. Unser Unterbewusstsein denkt nicht zeitlich linear in Form von Vergangenheit und Zukunft, es ist immer im Hier und Jetzt. Folglich fühlt und erlebt es nicht den erwünschten Zustand, sondern lediglich die Sehnsucht selbst. Daher ist es wichtig, auch auf sprachlicher Ebene mitzuwirken. Wenn Sie beispielsweise sagen: „Ich wünsche mir ein glückliches Leben", so ist diese Aussage bereits erfüllt, da sie der Wahrheit entspricht: Sie formuliert den *Wunsch*, nicht den *Endzustand*. Das ist nach meinem Erachten oftmals auch die Crux bei Gebeten. Diese können nicht kraftvoll sein, wenn wir es in der Formulierung beim Bitten belassen.

Auch mit Zukunftsformulierungen kann das Unterbewusstsein nichts anfangen. Äußerungen wie „Ich werde gesund" beziehen sich auf die Zukunft und haben keine Schnittstelle zur Gegenwart. Im Sinne der Unterbewusstseins-Grammatik sind daher nur Aussagen wie „Ich bin glücklich" oder „Ich habe Erfolg" zielführend. Doch die beste Formulierung nützt nichts, wenn sie, wie wir bereits wissen, von inneren Programmen und Konditionierungen torpediert wird. Beim zuvor erwähnten Beten braucht es auf allen Ebenen einen unerschütterlichen Glauben, eine uneingeschränkte Überzeugung, dass das Erbetene auch eintritt. Doch selbst wenn wir Bewusstsein und Unterbewusstsein bezüglich einer Zielvorstellung in eine Einheit bringen – dafür gibt es inzwischen gute und wirkungsvolle Coachingmethoden –, solange wir kein wahrhaftes Gefühl für den erwünschten Zustand empfinden, kann er sich nicht einstellen. Erst wenn wir uns so fühlen können, als wäre das gewünschte Ziel bereits erreicht, kann es in unsere Realität treten.

Der namhafte Molekularbiologe Bruce Lipton, der sich in seiner Forschungsarbeit intensiv mit inneren Überzeugungen und deren Auswirkungen bis auf Zellebene – Geist und Gene – befasst hat, nennt es den Honeymoon-Effekt. In Kurzform ausgedrückt bedeutet es, dass wir in der Zeit der Flitterwochen eine tief empfundene Glückseligkeit und Energie in Hülle und Fülle fühlen. Dieses Verliebtsein sorgt durch zahlreiche Hormone und Neurotransmitter dafür, dass wir uns unglaublich gut fühlen und uns im Zustand der Herzharmonie befinden. Darüber hinaus lässt uns dieses Flitterwochengefühl vor Kraft strotzen und erweckt unseren Tatendrang. Wir könnten Bäume ausreißen! Energie und Enthusiasmus beflügeln uns förmlich. Wir sind bereit, die unglaublichsten Dinge zu vollbringen, um unsere Liebessehnsucht zu erfüllen. Im Hinblick auf eine bewusste Realitätsgestaltung bedeutet es aber, dass bloßes Wünschen und positives Formulieren alleine nicht ausreichen – es sind auch Entscheiden und Handeln gefragt. Damit können Energie und Information aus dem Inneren in Aktion im Außen übergehen. Wenn die innere Ausrichtung – also das bewusste und unterbewusste Denken sowie das bewusste und unterbewusste Fühlen – das Tun steuert, können herrliche Wirklichkeiten kreiert werden.

Die Rolle des Bewusstseins

Quantentheoretisch entsteht Realität durch die Kopplung von Energie und Information. So könnte man die Energie den Gefühlen zuordnen und die Information den Gedanken. Doch erst die Berücksichtigung des Bewusstseins als übergeordnetes Prinzip macht die Gleichung komplett. Eine Welt ohne Bewusstsein wäre nicht möglich, denn alles, was ist, kann immer nur durch Bewusstsein erkannt werden.

Geist ist der Genotyp, die Grundform von Materie. Für den modernen Wissenschaftler lautet die Grundfrage des Seins: Wie interagiert Bewusstsein mit Materie? Darüber hinaus tauchen Fragen auf, wo das Bewusstsein lokalisiert ist. Im Gehirn, im Neuron oder in der DNA? Ist es überhaupt lokalisierbar oder ist es nicht vielmehr ein globales und sogar kosmisches Phänomen? Wenn Bewusstsein etwas Universelles ist, dann geht es über die Instanz des Ichs hinaus. Der lateinische Wortstamm *conciencia* bedeutet übersetzt *Mitwissen*. Ein bewusstes Wesen ist demnach ein Mitwisser und Wissen ist ein Informationsträger.

Lange Zeit hat die Neurowissenschaft das Bewusstsein ausschließlich dem menschlichen Großhirn, dem Neokortex, zugeordnet. Diese Annahme impliziert jedoch, dass nur Menschen über ein Bewusstsein verfügen, da sie im Vergleich zu Säugetieren einen deutlich stärker ausgebildeten Neokortex haben. Inzwischen ist in der Hirnforschung hinlänglich bekannt, dass nicht nur Menschen, sondern auch Tiere ein Bewusstsein haben, manche Tiere sogar ein Ich-Bewusstsein. Quantenphysiker gehen gar davon aus, dass auch Elementarteilchen, wie beispielsweise Elektronen, ein Bewusstsein haben.

Unser Bewusstsein ist ständig im Wechselspiel mit der Umgebung und es interpretiert diese. Das Ich nimmt die äußere Welt, so wie sie erscheint, in die Innenwelt auf. Es prägt innere Bilder, Interpretationen und Vorstellungen, die es in die Außenwelt als Manifestation zurückgibt. So gesehen wird die Außenwelt durch das individuelle Bewusstsein erschaffen. Bewusstsein ist die Voraussetzung für alles Existierende, denn alles, was Ihnen nicht bewusst ist, gibt es in Ihrer eigenen Welt schlichtweg nicht. Das Bewusstsein ist demnach ein Prozess der Spiegelung, der Reflexion. Es bedarf zweier Pole, denn durch die Polarität können Unterschiede bewusst wahrgenommen werden. Energie und Information werden in unser bewusstes Gewahrsein gebracht und wir verleihen dem Wahrgenommenen eine Bedeutung, einen Sinn. So erschaffen wir unsere Wirklichkeit. Ohne Bewusstsein gibt es keine Ereignisse. Diese Aussage stimmt auch in umgekehrter Weise, denn ohne Ereignisse gibt es kein Bewusstsein, es schaltet sich dann ab.

Das individuelle Bewusstsein aller Wesen fließt zusammen in das universelle Bewusstsein, auch Kollektivbewusstsein genannt, welches eine universelle Schöpfungskraft bewirkt. Auch diese Gegebenheit gilt es bei der individuellen Realitätsgestaltung zu berücksichtigen. Gedankeninformationen und Gefühlsenergien eines Einzelwesens können denen einer größeren menschlichen Einheit entgegenstehen oder nicht in den Plan des Großen Ganzen passen. An dieser Stelle erinnere ich noch einmal an das Beispiel mit dem einzelnen Flugangstpassagier im Verhältnis zu den restlichen Reisenden. Sein Gedanke wird nicht sofort manifestiert, weil er dem Kollektivbewusstsein der Mitreisenden entgegenwirkt. Nur ein Kollektiv an Menschen mit identischen Emotionen erzeugt Realität im Außen.

Das Bewusstsein ist also der Vermittler zwischen dem universellen Informationsfeld und der Materie. Es ist das Messinstrument, das notwendig ist, um die Wellenfunktion kollabieren zu lassen. Dann können Energie und Information zusammenwirken und sich als Realität oder Materie manifestieren. Aus der quantenphysikalischen Forschung weiß man inzwischen, dass das Bewusstsein die Spins der Elementarteilchen und damit auch Molekülverbindungen verändern kann, was wiederum Auswirkungen auf die Struktur und Gestalt von Materie hat. Spins sind quasi Bewusstseinspixel.

In Bezug auf Spins gibt es noch einen weiteren interessanten Aspekt. Spins sind Spiralbewegungen. Spiralen spielen in so gut wie allen traditionellen Zivilisationen eine wichtige Rolle; die Spirale symbolisiert das Leben. In vielen Kulturen steht sie für die Verbindung zwischen ursächlicher Energie und Materie, oft ist sie ein Zeichen von Fruchtbarkeit und Erneuerung. Wahrscheinlich ist es kein Zufall, dass auch unsere DNA eine Spiralform aufweist. Auf Quantenebene findet Informationsübertragung mittels spiralähnlicher Energiewirbel statt, die wiederum mit Hilfe des Bewusstseins in Teilchencharakter übergehen können.

Ein weiterer Aspekt bezüglich der Schnittstelle zwischen Geist und Materie sind sogenannte Tubuline. Es sind Proteine, die bestimmte Quantenpositionen einnehmen. Die Anzahl der Tubuline bestimmt die Frequenz der Neuronen. Diese ist im meditativen und herzharmonischen Zustand am höchsten. Die Dauer der damit einhergehenden Nerventätigkeit bestimmt, was ins Bewusstsein durchdringt. Der Begriff Bewusstsein umfasst in diesem Gesamtzusammenhang sowohl den bewussten Verstand mit dem logischen Denken, ausgeführt vom Neokortex, der Großhirnrinde, als auch das Unterbewusstsein, dem Gefühle und vor allem gespeicherte und konditionierte Emotionen zugeordnet werden. Der Speicherort hierfür befindet sich einerseits im limbischen System – evolutionär gesehen einer der ältesten Teile des menschlichen Gehirns. Bruce Lipton weist jedoch deutlich darauf hin, dass unsere konditionierten Denk-, Gefühls- und Verhaltensmuster nicht nur im Gehirn, sondern darüber hinaus im gesamten Zellsystem des Körpers gespeichert sind, selbst in der DNA. Dadurch können sie sogar an zukünftige Generationen weitergegeben werden.

Informationsfelder

Informationsfelder auf energetischer und geistiger Ebene wurden höchstwahrscheinlich kaum intensiver erforscht als von dem britischen Biologen Rupert Sheldrake. Diese Organisationsfelder für sämtliche biologischen Systeme bezeichnet er als morphische und morphogenetische Felder. Oftmals werden diese beiden Begriffe synonym verwendet, Sheldrake jedoch unterscheidet sie. Morphogenetische Felder sind formgebend für die Entwicklung von biologischen, physikalischen oder chemischen Strukturen. Morphogenese bedeutet übersetzt die Entstehung der Form oder des Musters. Sheldrake beantwortet damit aufgrund seiner umfassenden Forschungen spannende Fragen wie: Was gibt einem Schneekristall, einem Insulinmolekül, einem Termitenstaat oder auch einer menschlichen Gesellschaft ihre charakteristische Form?

Das morphogenetische Feld ist quasi der Ort, an dem die Blaupause für jede materielle Struktur hinterlegt ist. Ein bereits organisiertes System dient dabei als sogenannter morphogenetischer Keim. Ähnlich einer Cloud im IT-Wesen ist der Speicherort also nicht im eigenen System hinterlegt, sondern ausgelagert. Diese Theorie besagt, dass allem, was ist, ein präziser Plan zugrunde liegt und Lebewesen damit nicht per Zufall entstehen. Sämtliche Anpassungen im Laufe der Evolution sind dort gespeichert und für die nächste Generation abrufbar. Sheldrake vertritt die These, dass Gene und damit die klassische Vererbungslehre deutlich überschätzt werden. Vielmehr seien die Informationen ähnlich eines Bauplans in den morphogenetischen Feldern hinterlegt und für jede Spezies verfügbar. Der Begriff der morphogenetischen Felder ist nicht neu. Er wurde bereits in den 20er Jahren des vergangenen Jahrhunderts von anderen Biologen geprägt.

Unter morphischen Feldern versteht Sheldrake sogenannte Verhaltensfelder. Sie beziehen sich nicht auf Form und Gestalt, sondern auf das Verhalten im sozialen oder kulturellen Kontext von Lebewesen. Der Gedächtnisspeicher unseres Unterbewusstseins, das unser Weltbild und damit unser Verhalten immens steuert, ist unglaublich groß. Da kann kein moderner Computer mit seiner Speicherkapazität auch nur annähernd mithalten. Dieser Fakt unterstützt die Theorie, den Speicherort sozusagen auszulagern, da die Kapazität möglicherweise auch ein Gehirn überfordern würde.

Als morphische Resonanz bezeichnet Sheldrake den umgekehrten Prozess, wenn lebende Formen und Organismen das Feld mit Informationen speisen und damit quasi immer wieder aktualisieren. So entsteht gar ein kollektives Welt- und Menschheitsgedächtnis, welches postuliert, dass es uns heutzutage leichter fällt, uns etwas anzueignen, was bereits unsere Vorfahren gelernt haben. Zahlreiche Studien und Beobachtungen Sheldrakes in der Tierwelt stützen diese Annahme. Er sagt, morphische Felder müssen auf die eine oder andere Weise in eine Wechselwirkung mit den elektromagnetischen Feldern und den Quantenfeldern treten und deren ansonsten unbestimmte Aktivität mit bereits angelegten Aktivitätsmustern versehen.

Die von dem bekannten Quantenphysiker und Einstein-Schüler David Bohm vertretene sogenannte implizite Ordnung unterstützt diese Hypothese. Er sieht in der Realität eine dynamisch fließende Ganzheit, die nicht in einzelne Bausteine getrennt ist. Zum Beispiel können das Messobjekt und der Beobachter nicht separat betrachtet werden. So wirken alle Elemente eines Quantensystems aufeinander ein und beeinflussen den Ausgang des Experiments, selbst wenn sie scheinbar von der beobachteten Wirkung gar nicht betroffen sind. Diese fließende Dynamik bedeutet zusammenhängende Strukturen und verknüpfte Abläufe, die nicht getrennt voneinander als Einzelteile existieren.

Bohm gliedert seine These in zwei Aspekte, in die implizite Ordnung einerseits und die explizite Ordnung andererseits. Mit der impliziten Ordnung meint er eine sinngebende übergeordnete Realität. Er beschreibt die Welt als Hologramm. In einem Hologramm beinhaltet jeder Teil des Bildes Information über das gesamte abgebildete Objekt. In jedem kleinsten Bauteil ist also der gesamte Bauplan enthalten. Es scheint völlig ungeordnet zu sein, doch seine Ordnung ist für uns nur nicht explizit wahrnehmbar. Sie ist implizit, also im Hologramm eingeschlossen oder eingefaltet, denn das Wort *plicare* bedeutet *falten*. Sie ist eine übergeordnete Struktur und deshalb für uns nicht direkt erkennbar. Erst wenn sie gewissermaßen entfaltet wird, ist sie im Außen als Wirklichkeit wahrnehmbar.

Zusammengefasst ist die implizite Ordnung nach Bohm eine übergeordnete konsistente feldartige Kosmologie. Es ist die eigentliche fundamentale primäre Realität. In jedem Raum- und Zeitabschnitt ist die Gesamtordnung enthalten. Diese übergeordnete Ganzheit hält die potenziellen Möglichkeiten zur Realitätsgestaltung bereit, indem eine stete Einfaltung und Ausfaltung erfolgt. In dieser Ganzheit haben Geist und Materie dieselbe Grundstruktur.

Das herkömmliche Verständnis einer expliziten Ordnung setzt abgegrenzte, voneinander getrennte Dinge und Geschehnisse voraus, die von außerhalb liegenden Kräften verursacht werden. Bohm beschreibt sie hingegen als die expliziten, also auseinandergefalteten Formen, Ordnungen von Raum und Zeit und mechanischen Kräfte – sprich unsere ganze bekannte und von uns wahrgenommene Welt unabhängiger Objekte. Er versteht darunter unsere individuelle Wahrnehmung und Interpretation der Wirklichkeit. Der Begriff ist bereits eine Erläuterung, denn was ist tatsächlich *real* und was *wirkt*? Unsere Wirklichkeit ist abhängig von der Art, wie wir die Außenwelt wahrnehmen und mit welchen Gefühlen und Gedanken wir sie verknüpfen.

Angebot und Echo

Inzwischen wissen wir, dass aus Potenzialität dann Materie und Realität generiert werden, wenn die Wellenformation kollabiert, also eine Dekohärenz eintritt, und das Objekt in Teilchencharakter übergeht. Doch nach wie vor stellt sich die Frage, welche der vorhandenen Wellen kollabiert? Wenn es einfach irgendeine wäre, würde das Ergebnis vermutlich Chaos bedeuten. Welche der unendlich vielen Möglichkeiten verwirklicht sich nun? Und wie beeinflussen wir diese Auswahl?

Der Physiker John G. Cramer hat seine Berechnungen bezüglich der Realitätsgestaltung mit einer zweiten Welle versehen. Er verdeutlicht, wenn eine Welle mit einer weiteren Welle, die ihr äußerst ähnlich ist, multipliziert wird, dann ist die Wahrscheinlichkeit extrem hoch, dass daraus Realität entsteht. Wellen tragen grundsätzlich Energie und Information und damit potenzielle Möglichkeiten für eine Manifestation. Energien, die Kräfte erzeugen, werden bevorzugt durch Resonanz eingefangen. Eine Resonanz wiederum geht

Das generative Herz

immer mit einer Informationsübertragung einher. Dafür müssen übereinstimmende Wellenlängen vorliegen, denn Gleiches zieht Gleiches an.

Quantenwellen mit Energie und Information breiten sich nicht nur im Raum, sondern auch in der Zeit aus, und zwar sowohl in die Vergangenheit als auch in die Zukunft. Der Einfachheit halber wurden den Wellen die Namen Angebotswelle und Echowelle, oder auch Bestätigungswelle, gegeben. Die Angebotswelle wird sowohl in die Zukunft als auch in die Vergangenheit gesendet und aus der Zukunft wird eine Bestätigungswelle geschickt, ebenfalls in beide Zeitrichtungen. In dem Bereich, wo sie aufeinander treffen, verstärken und modellieren sie sich, was von Physikern als konjugiert komplex bezeichnet wird. In diesem Moment ergibt sich eine Manifestation. Cramer hat diesen Vorgang auch mit dem Begriff Quantentransaktion umschrieben.

Vielleicht dürfen wir unser Verständnis von Zeit etwas revidieren. Erfahrungsgemäß definieren und erleben wir sie als linear, also nacheinander in eine Richtung ablaufend, vergleichsweise von hinten nach vorne. Doch bereits Einstein sagte: „Die Zeit ist überhaupt nicht so, wie sie scheint. Sie bewegt sich nicht nur in eine Richtung, und die Zukunft existiert gleichzeitig mit der Vergangenheit."

Diese Aussage weiter verfolgend bedeutet es, dass die Zukunft bereits irgendwo existiert und ihre Wellen in die Vergangenheit – sprich in die von uns erlebte Gegenwart – sendet. Indem diese Wellen auf das von uns erzeugte Angebot im Hier und Jetzt treffen, ziehen wir die Zukunft sozusagen in die Gegenwart und generieren damit unsere Realität.

Das Herz als Sender

Simpel ausgedrückt können wir bei Angebots- und Echowellen von einem Sender- und Empfänger-Modell sprechen. Die Frequenz, die ich aussende, kann nur mit einer ihr gleichen oder sehr ähnlichen Frequenz in Resonanz gehen. An dieser Stelle schlagen wir den Bogen zurück zum Herzen und damit zur Herzkohärenz, dem Zustand der Herzharmonie.

Über das elektromagnetische Feld, das unseren Körper fortwährend umgibt, senden wir ganz bestimmte Wellen aus. Die Disposition dieser Wellen ist abhängig von der Disposition unserer bewussten und unterbewussten Gedanken und Gefühle, also dem Grad der Kohärenz. Im herzkohärenten Modus senden wir eine andere Qualität von Angebotswelle aus als in einem inkohärenten Zustand. Demnach werden wir auch eine andere Qualität an Echowelle empfangen, denn die Angebotswellen können nur bestimmte, dazu passende Bestätigungswellen ansprechen. Abhängig von unserem inneren Zustand ziehen wir also mit unserem Herzen unterschiedliche Realitäten an, die sich dann in unserem Leben manifestieren.

Unser Herz ist damit ein wichtiger Schlüssel, um an der Gestaltung unserer Wirklichkeit bewusst teilzuhaben. Die folgende Übung unterstützt diesen Prozess.

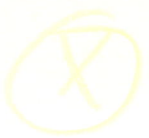

Übung Schöpferische Kohärenz

1. Nehmen Sie sich zunächst Zeit, sich zu überlegen, welchen Bereich in Ihrem Leben, welche Situation Sie bewusst verändern möchten oder welchen Umstand Sie gerne kreieren wollen. Wichtig dabei ist die positive Ausrichtung – sprich: „Was soll sein?" und nicht, was nicht sein soll.

2. Setzen oder legen Sie sich bequem hin und gehen Sie in die Herzkohärenz. Genießen Sie das Gefühl von Liebe und innerer Balance.

3. Holen Sie nun das Ergebnis, das Sie erreichen oder erzeugen möchten, als Bild vor Ihr inneres Auge. Schauen Sie sich jedes Detail an. Was konkret sehen Sie? Was stellt sich dar, wenn Sie Ihr Ziel erreicht haben, wie sieht das ganz genau aus?

4. Machen Sie sich nun bewusst, was andere Menschen über Sie sagen werden, aber auch, was Sie selbst über sich sagen werden, wenn Sie den erwünschten Zustand erlangt haben.

5. Lassen Sie jetzt intensiv das dazugehörige Gefühl in sich aufsteigen, das zu Ihrer Kreation gehört. Wie genau werden Sie sich fühlen, wenn Sie Ihr Ziel erreicht haben? Was konkret werden Sie empfinden, wie spürt es sich an?

6. Speichern Sie das Bild, die Worte und besonders das Gefühl in Ihrem Herzen, so dass Sie diese jederzeit abrufen können, ganz besonders, wenn Sie in der Herzkohärenz sind.

Das generative Herz – Fazit und Nutzen

❖ *Materie existiert nicht wirklich – ein Quantenobjekt setzt sich aus Energie und Information zusammen.*

❖ *Subatomar tritt ein Objekt als kohärente Welle auf. Es kann gleichzeitig Welle oder Teilchen sein, in der Quantenphysik als Welle-Teilchen-Dualismus bezeichnet. Es ist ein Kann-sein-Zustand, eine potenzielle Möglichkeit.*

❖ *Der Geist ist der Ursprung alles Lebendigen, eine Art universeller Code. Er stellt vor allem Information dar und bringt etwas „in Form".*

❖ *Durch eine Messung, Beobachtung oder Wahrnehmung kollabiert die Welle (= Dekohärenz) und es entstehen Materie und Realität.*

❖ *Gedanken und Gefühle – bewusste und unterbewusste – sind die Information und die Energie, aus denen Realität generiert wird.*

❖ *Bewusstsein ist die Voraussetzung für alles Existierende. Ohne Bewusstsein keine Ereignisse, ohne Ereignisse kein aktives Bewusstsein.*

❖ *Morphische und morphogenetische Felder sind Informations- und Organisationsfelder auf geistiger und energetischer Ebene. Sie dienen als Speicherort für die Blaupausen von allem, was ist.*

❖ *Die implizite Ordnung stellt eine fließende Dynamik innerhalb eines Hologramms dar. Aus ihr entfaltet sich die äußere Realität, auch explizite Ordnung genannt.*

❖ *Wenn Angebots- und Echowellen einander modulieren, ergibt sich durch die Dekohärenz Manifestation.*

❖ *Das Herz sendet, besonders im kohärenten Modus, eine Qualität an Angebotswelle aus, mit der wir bewusst eine positive Wirklichkeit mitgestalten.*

Hinweis für Berater und Coaches

Größtenteils kommt ein Klient mit einem konkreten Anliegen in ein Coaching. In seiner erlebten äußeren Realität zeigen sich Gegebenheiten, die ihn unzufrieden
machen – meist fühlt er sich aber nicht in der Lage, den
Zustand verändern zu können. Dadurch empfindet er
sich vielmehr als hilfloses Opfer der Umstände, denn
als machtvoller Gestalter seiner Realität.

Im Prozess des Holistic Coachings werden nicht die
Symptome und Phänomene im Außen bearbeitet, denn
diese sind lediglich ein Hinweis auf einen größeren inneren Zusammenhang. Wenn dieser treffend heraus-
gearbeitet ist, dann zeigt das Ergebnis oft auf, dass im
Unterbewusstsein des Klienten die tiefe Überzeugung
verankert ist, nicht Schöpfer oder Gestalter der eigenen
Lebensumstände zu sein.

Quantenphysikalisch betrachtet generiert diese Person trotz allem ihre Realität auf die zuvor beschriebene
Weise. Doch wegen der negativen und passiven Grund-
haltung manifestiert sich in der Außenwelt schlussfolgernd viel eher ein Problem als etwas Positives – was
den ursprünglichen Glaubenssatz der Ohnmacht weiter
verstärkt.

Ein Schlüssel im Coachingprozess ist daher, den Klienten sowohl auf der bewussten als auch auf der unterbewussten Ebene wieder mit seinem Herzen und damit
mit seinem inneren Gestalter zu verbinden.

Das Herz
ist das Sprachrohr der Seele.

Benjamin Stramke

Das essenziale Herz

Oft werde ich gefragt, ob meine Arbeit als Holistic Coach etwas mit Persönlichkeitsentwicklung zu tun hat. Wenn ich nicht viel Zeit oder Muße für Erklärungen habe, dann verneine ich es lächelnd. Falls ich aber auf wirkliches Interesse stoße, dann antworte ich mit der Gegenfrage: „Was konkret verstehen Sie denn unter Persönlichkeitsentwicklung?" Häufig wird mir dann entgegnet, dass es bestimmt etwas mit Selbstfindung, Selbstentfaltung oder Selbstverwirklichung zu tun habe und dergleichen Schlagworte mehr. „Sehen Sie", lautet dann meine Antwort, „diese Begriffe sind für mich das Gegenteil von Persönlichkeitsentwicklung."

Falls Sie jetzt ebenfalls mit fragenden Blicken diese Zeilen lesen, dann lade ich Sie ein, das Wort Persönlichkeit einmal zu erkunden. Es ist für mich konträr zu dem Begriff Selbst, auf den ich etwas später in diesem Kapitel noch tiefer eingehen werde.

Persona, die Maske

Das Wort Persönlichkeit leitet sich von dem griechischen Wort *persona* ab. Es war die Maske, durch die im antiken griechischen Theater ein Schauspieler seine Rolle verkörperte, denn der Begriff *personare* bedeutet *hindurchtönen*. Mit Hilfe unterschiedlicher Masken konnten die Schauspieler einerseits ihre Rolle und die dazugehörigen Gefühle besser darstellen; andererseits konnte so ein Schauspieler durch Wechseln der Gesichtsbedeckung gleich mehrere charakteristische Rollen in einem Theaterstück spielen.

Demzufolge ist eine *persona* – und für mich damit auch die davon abgeleiteten Bezeichnungen *Person* und *Persönlichkeit* – nicht das, was den Menschen wirklich in seinem Inneren ausmacht. Es ist vielmehr die Maske, die das wahre Sein verdeckt. Man könnte auch sagen, die jeweilige Rolle in unterschiedlichen Lebensbereichen. Dieser Definition folgend bedeutet Persönlichkeitsentwicklung vielmehr die Ausbildung der von Eltern und Gesellschaft anerzogenen und konditionierten Merkmale, statt wirklich die Entfaltung dessen, was wahrhaft zu einem Menschen gehört. Für mich kommt dies eher einem Ego-Training nahe. So benutze ich lieber den Begriff Selbstentfaltung, da er viel besser verdeutlicht, worum es geht. In unserem Selbst sind alle Ressourcen und Potenziale angelegt und eingefaltet, ähnlich wie in der impliziten Weltordnung beschrieben. Sie sind quasi unsere Zukunftskompetenz, denn wenn wir sie entfalten und stärken, können wir damit unsere Lebensumstände gestalten und unsere wahre Größe leben. Jeder, der sich dafür entscheidet, steht für sich selbst ein. Unabdingbar sind dafür das Vertrauen in sich selbst und die Bereitschaft, Verantwortung für sich und das eigene Leben zu übernehmen.

Rollen und Identitäten

In unserer heutigen komplexen Gesellschaft nimmt jeder von uns mehrere unterschiedliche Rollen ein. Abgesehen von der formalen Identität, die die Daten im Personalausweis darstellen, wie beispielsweise Name, Geburtsdaten, Körpergröße, Augenfarbe und neuerdings auch biometrische Daten, gibt es die persönliche Identität. Darunter versteht man, wie man sich situationsabhängig im Privatleben darstellt. Das kann je nach Umfeld wechseln, denn im Familienkreis werden andere Rollen gelebt als beispielsweise bei der Ausübung eines Hobbys oder Ehrenamts, eines Vereinspostens oder einer politischen Funktion.

Darüber hinaus leben wir eine berufliche Identität, die das Bildungs-, Ausbildungs- und Berufstätigkeitsprofil umfassen. Jemand sagt dann von sich: Ich bin Müllfahrer, Maurer, Chirurg, Bankier oder beschäftigungslos. Teilweise schließt sich an diese Rolle eine Statusidentität an. Darunter versteht man die standesgemäße oder gesellschaftliche Identität, wie Herr Doktor oder Frau Professor, Vorstand, Würdenträger, Firmeninhaber, Fabrikarbeiter oder Sträfling. Zum Status kann auch die herkunftsorientierte Identität gehören. Sie klärt die Abstammung, Familienherkunft und Ahnen. Aussagen wie: „Ich bin der Sohn von XY" oder: „Mein Großvater war der bekannte Künstler Sowieso" bekräftigen dies.

Einigen Menschen ist es sehr wichtig, eine authentische Identität zu leben. Dazu zählen das Echtsein, das Selbstsein und die Weisheit, täglich aufs Neue angemessen natürlich und glaubwürdig zu sein. Wer sich intensiv mit seinem inneren So-Sein beschäftigt, wird sich vermutlich auch mit seiner spirituellen Identität auseinandersetzen. Sie beschreibt den Spirit, also Geist, das Wesentliche oder die Essenz des Menschen.

Identitäten sind verschiedene Spielfelder des Lebens. Die unterschiedlichen Identitäten sind auf der Meta-ebene bestimmte Rollen in verschiedenen Lebensberei-chen, in denen abweichende Normen gelten. Es ist wie mit den Regeln eines Spiels: Wenn wir es gut kennen und seine Richtlinien beherrschen, dann können wir in den Spielzügen erfolgreiche Entscheidungen treffen und gewinnen.

Im Leben können es Grundsatzentscheidungen sein, ob wir in bestimmten Spielfeldern des Lebens über-haupt mitspielen wollen, und wenn ja, unter welchen Umständen. Diese Spielfelder können der Beruf, das Business, die Familie, die Partnerschaft, Hobbies, Sport und so weiter sein. Wer ein Spiel nicht beherrscht oder die Etikette oder Spielregeln nicht beachtet, ist schnell Spielverderber und wird im Kreis der restlichen Spieler nicht gern gesehen, vielleicht sogar verachtet und ge-mieden. Ein Beispiel wäre, jemand spielt Schach nach den Regeln des Dame-Spiels, schert sich nicht um die Anleitung von ‚Mensch ärgere dich nicht‘ oder spielt Golf auf seine eigene Art und Weise.

Mit großem Ansehen und einem starken Standing kann jemand auch die Spielregeln verändern oder so-gar ein neues Spiel einführen, wie es beispielsweise Mahatma Gandhi, Nelson Mandela oder Martin Luther King getan haben. Er wird dann zum Vorbild für andere Menschen, die sich mit ihm und seinen Taten oder Worten identifizieren.

Kurzübung

Nehmen Sie sich einen Moment Zeit und ergründen Sie, welche Rollen Sie tagtäglich in Ihrem Leben einnehmen. In welchen davon sind Sie authentisch, weil sie Ihrem Sein entsprechen? Welche haben Sie übernommen und von wem? Gibt es eine oder mehrere, die Sie weniger gerne einnehmen, es aber dennoch tun, weil es nicht anders geht? Welche würden Sie gerne aufgeben oder zumindest deren Rahmenbedingungen ändern?

Die Essenz des Menschen

Unabhängig von den unterschiedlichen Rollen und Identitäten, die man tagtäglich in verschiedenen Lebensbereichen im Außen ausübt, verfügt jeder Mensch über einen wahrhaftigen inneren Kern. Etwas Feinstoffliches, das nicht körperlich und daher nicht greifbar ist. Unsere Sprache sowie verschiedene Denkschulen und Glaubensrichtungen stellen uns diverse Begriffe dafür zur Verfügung. Viele Menschen bezeichnen diesen inneren Kern als Seele. Andere umschreiben es mit dem Begriff Selbst, teilweise auch Hohes oder Höheres Selbst. Manche nennen es schlicht das innere Wesen oder das innere Sein. Auch Psyche wird mitunter synonym für Seele verwendet. Der altgriechische Wortsinn steht ursprünglich für Hauch oder Atem und stellt damit das dar, was dem Menschen eingehaucht wird.

Ich selbst benutze gerne den Begriff Essenz, denn es ist das Wesentliche, das uns ausmacht, das wahre Sein.

Essenz, lateinisch *essentia*, wird abgeleitet von *esse* und bedeutet *sein*. Es ist das Kostbarste und Wertvollste überhaupt. Wir können, wenn es sein muss, beinamputiert oder mit nur einer Niere leben, aber nicht ohne Herz und ohne Seele. Sie begleitet uns vom ersten Moment an, wenn unser Leben entsteht, und sie verlässt den Körper im Moment des Todes. Wenn jemand sagt, er glaube nicht an das Beseelte im Menschen, sondern nur an die Materie aus Fleisch und Blut, dann reduziert er unser gesamtes Wesen, unser Gemüt, unsere umfassende Gedanken- und Gefühlswelt auf Nervenreize und hormonelle Botenstoffe. Ich bin jedoch überzeugt davon, Leben ist so viel mehr als unser Körper. Er ist ein wichtiges Vehikel, um das Leben zu führen und Erfahrungen zu machen, doch er ist sterblich und demnach räumlich und zeitlich begrenzt.

Wenn das menschliche Herz eine essenziale Dimension und somit eine Seelenebene hat, dann bedeutet es, dass es neben all den medizinischen, naturwissenschaftlichen und quantenphysikalischen Fakten einen metaphysischen Zusammenhang zwischen Herz und Seele geben muss. Für einen Großteil der Menschen ist dies etwas Selbstverständliches, in vielen Kulturen ist es eine Grundannahme, die nicht weiter hinterfragt wird.

Kulturelle Herzbedeutung

Da das Herz mit dem Leben selbst in so vielschichtiger Verbindung steht und eine überragende Rolle einnimmt, ist es in etlichen Zivilisationen unanfechtbar der

Sitz der Seele. Die alten Griechen, Etrusker und Römer glaubten beispielsweise fest daran. Auch im antiken Ägypten hatte das Herz eine große Bedeutung. Man sah in ihm ebenfalls den Sitz der Seele, darüber hinaus aber auch des Gemüts und Charakters sowie der Vernunft und des Willens. Ebenso wohnten hier die Gefühle Liebe, Hass und Mitleid. Das Herz spielte eine wichtige Rolle für das Weiterleben nach dem Tod, an das die Ägypter glaubten. Sie gingen davon aus, dass das Herz vor dem Totengericht bezeugt, ob der Verstorbene aufrichtig gelebt hat oder nicht. Bei zu vielen Fehltritten wurde ihm der Eintritt ins Jenseits verwehrt. Das Herz wurde in einem separaten Gefäß, das wie eine Herzhieroglyphe aussah, bestattet. Amulette, meist Herzskarabäen, sollten eine positive Aussage vor dem Totengericht ermöglichen. In den alten indischen Veden wird das Herz ebenfalls mit einer zentralen Rolle versehen. Es wird als der Ort der Unsterblichkeit und als der Ozean des Bewusstseins aufgefasst.

In der Kultur der Maya ist von einem Leben aus der Herzquelle die Rede, da aus dem Herzen Weisheit und Kraft kommen. Von den Maya wurden folgende Worte überliefert: „Auf das Herz sollten wir hören. Der Kosmos und das Herz sind die einzigen Führer, denen wir folgen sollen. Es gibt keine anderen, auch wenn sich manche Menschen dazu ernennen." Andere mittel- und südamerikanische Völker wie die Azteken und Inka übten teils grausame Menschenopfer aus, bei denen das Herz im Mittelpunkt stand. Besonders die Azteken beschenkten ihren Sonnengott mit den noch schlagenden

Herzen ihrer Opfer, um sicherzustellen, dass die Sonne weiterhin jeden Morgen für sie aufging.

In der hawaiianischen Huna-Lehre ist das Herz der Punkt der Verschmelzung aller schöpferischen Kräfte im Menschen. Es gilt als der besondere Platz, um die in uns angelegten heilenden, universellen Kräfte zu erkennen und in unserem persönlichen Leben wirksam werden zu lassen. Es offenbart unseren schöpferischen Mittelpunkt, das innere Feuer. In der Huna-Philosophie stellt das Herz eine eigene Bewusstseinsebene dar. Dieser Herz-Aspekt, der als Ku bezeichnet wird, steht für das Unterbewusste und die Erinnerung. Ein Herz reagiert stets so, wie es einmal geprägt wurde. Lautet das Ziel, dass das Ku in vergleichbaren Situationen mit veränderten Reaktionen aufwartet, dann muss man ihm eine neue Färbung verleihen.

Bei nordamerikanischen Indianerstämmen spielt das Herz eine große Rolle bei einem Entscheidungsprozess. Dieser soll das sogenannte „Vierkammerherz" durchlaufen. In der ersten Kammer wird die Absicht mit ganzem Herzen vertreten. Die zweite Kammer fordert Entschlossenheit ein, kein Zögern, und ein Bewusstsein dafür, was man erreichen will. Die dritte Kammer gestattet nur eine Absicht, die dem Herzen völlig klar ist. Und die vierte Kammer legt Wert auf eine offenherzige Lebensweise und einen großzügigen Umgang mit der Energie, die alles und jeden durchströmt.

Durch das Christentum hat die Herzsymbolik eine große Bedeutung und weltweite Verbreitung erlebt. Das Herz gilt als der Sitz des Guten und des Bösen. Die

Verehrung des Herzen Jesu war bereits im Mittelalter bedeutend. Das durchbohrte Herz des Heilands wurde zum Sinnbild der göttlichen Liebe zu den Menschen.

Bei einem Großteil des europäischen Adels, aber auch bei Päpsten und Bischöfen, lässt sich bis ins Mittelalter der Brauch der Herzbestattung zurückverfolgen. Noch heute wird in einigen adeligen Linien das Herz eines Verstorbenen separat beigesetzt. Der Grund dafür war einerseits die Überzeugung, dass das Herz der Sitz der unsterblichen Seele ist. Andererseits bedeutete die getrennte Herzbestattung ewige Präsenz und Macht des Herrschers, der dieses Herz einst in seiner Brust trug.

Hohes Selbst und Hohes Herz

In der Philosophie des Tao gilt ein Mensch dann als erleuchtet, wenn die Seele, das Hohe Selbst, im Herzen ihren Platz eingenommen und sich mit diesem verbunden hat. So kann sich die Seele über das Herz ausdrücken. Diese Aussage beinhaltet die Annahme, dass die Seele nicht per se dort zu Hause ist, wie es andere Kulturen, Glaubensrichtungen oder Denkschulen zugrunde legen. Es postuliert, dass die Seele einen Entwicklungsweg beschreitet, dessen Ziel es ist, im Herzen anzukommen. Diese Weisheitslehre beschreibt, analog zur impliziten Ordnung David Bohms, einen beständig fließenden Wandel, einen kontinuierlichen Fluss, der lebenstragende Rhythmen erzeugt. Taoisten streben danach, das zu erkennen, was sich niemals wandelt und stets im Inneren präsent ist. Ein weiterer interessanter

Aspekt ist, dass in der taoistischen Numerologie die Zahl eins für Einheit und Kohärenz steht, die Balance zwischen Ordnung und Chaos im Fluss des Lebens.

Das eingangs erwähnte Thema der Erleuchtung hat für uns Mitteleuropäer manchmal etwas Befremdliches, weil es in unserer Tradition nicht den Stellenwert einnimmt wie in einigen östlichen Lehren. Von etwaigen esoterischen Definitionen einmal abgesehen, gibt es für diesen Begriff inzwischen eine wissenschaftlich-quantenphysikalische Erklärung. Diese hochinteressanten Erkenntnisse und deren Bedeutung für unser gesamtes Wohlbefinden erläutere ich detaillierter im Kapitel über die spirituelle Dimension der Herzmatrix.

Die Seele wird im Tao auch als Wesensnatur bezeichnet. Sie stellt die allgegenwärtige höhere Quelle dar, die umfassender ist als die begrenzte menschliche Persönlichkeit. Es gilt, die innere Welt zu transformieren, bis sie verschmilzt mit der unveränderlichen Quelle. Zu diesem Prozess gehört es, den Körper zu entspannen und energetisch aufzuladen und die spirituellen, emotionalen und seelischen Konflikte aufzulösen, die die Seele daran hindern, sich im Herzen zu integrieren. Und er setzt einen gewissen Grad an Bewusstsein und Achtsamkeit voraus. Die Herzmatrix erkennt an dieser Stelle die Verbindung zwischen der physischen, der emotionalen, der essenzialen und spirituellen Ebene, zu der wir noch ausführlicher kommen werden.

In diversen Denkschulen wird die Essenz des Menschen, das Hohe Selbst, in Zusammenhang mit dem Hohen Herzen erwähnt. Es wird gleichgesetzt mit bedingungsloser Liebe. Das auf der Körperebene dazugehörige Energiezentrum ist die Thymusdrüse. Sie befindet sich auf der Mittellinie des Oberkörpers, einige Zentimeter unterhalb des Schlüsselbeins, hinter dem oberen Ende des Brustbeins. *Sternum*, das lateinische Wort für Brustbein, heißt übersetzt *Herz* und *Gemüt*. Die Thymusdrüse wird als wichtigstes Verteilungszentrum für Lebensenergie betrachtet. Auch in der Chakrenlehre spielt sie eine bedeutsame Rolle als Energieportal des Herzchakras.

In einigen metaphysischen Konzepten wird das Thymuszentrum als Hohes Herz oder Hohes Herzchakra bezeichnet. Es steht für bedingungslose Liebe und Annahme. Und es symbolisiert gleichzeitig Macht und Ermächtigung im positiven Sinne, da es die nötige Energie bereitstellt, um Neues hervorzubringen. Macht ist etwas, das in unseren Vorstellungen oftmals negativ belegt ist, weil es schnell an Machtmissbrauch denken lässt. Wenn wir einmal den Wortstamm betrachten, dann hat es mit „machen" zu tun, also mit handeln und (er)schaffen. *Power*, das englische Wort für Macht, ist für viele positiver besetzt. Es impliziert außerdem Kraft und Energie. Das Hohe Herz versinnbildlicht die innere Schaltstelle für unsere Selbstermächtigung (engl. *empowerment*), um unsere Essenz zu erkennen und unser Potenzial zu entfalten. Dazu gehört, dass wir das Vermögen, unsere individuelle Realität mitzugestalten, anerkennen und diese Stärke bewusst leben. So kann jede Kohärenzübung mit dem Aspekt ergänzt werden, sich seine Gestaltungsmacht und Schöpfungskraft gezielt zu verdeutlichen.

Auf der Körperebene gehört die Thymusdrüse zum lymphatischen System, welches sich über den ganzen Körper verteilt. Sie steht in engem Zusammenhang mit dem Immunsystem, da in ihr die Umwandlung von Thymozyten in Lymphozyten stattfindet. Diese gehören zu den weißen Blutkörperchen, die als Erkennungs- und Abwehrdienst in unserem Körper agieren. Sie identifizieren Fremdstoffe wie Bakterien und Viren und tragen mit ihren immunologischen Mechanismen zu deren Beseitigung bei. Im Kapitel über das physische Herz haben wir bereits den Zusammenhang zwischen einem kohärenten Herzrhythmus und dem Immunsystem betrachtet. Fünf Minuten im Modus der Herzharmonie zu sein, regt die Bildung von Antikörpern und Abwehrzellen für sechs Stunden an.

Sowohl bei Energiemangel, also wenn wir uns matt und kraftlos fühlen, als auch bei einem beginnenden Infekt empfiehlt es sich, die Tätigkeit der Thymusdrüse durch leichtes Klopfen anzuregen. Probieren Sie es gerne einmal aus. Sie können dazu die fünf Finger Ihrer Hand bündeln und mit den Fingerspitzen oder auch mit der Faust sanft für ein bis zwei Minuten auf die Thymusdrüse pochen. Spüren Sie in sich hinein, ob Sie dabei in Ihrem Energiesystem etwas wahrnehmen können. Das muss nicht zwingend so sein, denn viele Vorgänge im physischen und energetischen System sind nicht immer für jeden Menschen spürbar.

Neben dem Herzen steht die Thymusdrüse auch mit den Lungen sowohl physisch als auch energetisch in enger Verbindung. Diesen Hinweis finden wir bei der bereits erwähnten Wechselbeziehung von Gefühlen (also Energie) und dem Atemrhythmus. Auch erklärt sich so der zweite Schritt der Herzkohärenzübung. Wenn wir mit unserem Fokus Herz und Atmung verbinden, balanciert sich das bioelektrische, energetische System.

Wenn die Seele krank macht

Wie sehr das Herz in die innere Welt unseres Seelenlebens eingebunden ist, sehen wir bei Patienten nach einem Herzinfarkt. Im Zusammenhang mit Herzoperationen, insbesondere Herztransplantationen, gehen fast immer psychisch-seelische Aspekte mit einher. Wenn dem anders wäre, hätte sich in der Medizin nicht das Fachgebiet der Psychokardiologie entwickelt. Die psychosomatische Medizin umfasst die Behandlung von Krankheitsfaktoren, die auf seelisch-körperliche Wechselwirkungen zurückzuführen sind. Etwa bei einem Drittel der Patienten finden die Ärzte keine organische Ursache für deren Beschwerden. Nicht selten stecken psychische Themen dahinter, doch seelische Probleme sind in unserer Gesellschaft nach wie vor sowohl ein Tabu als auch ein Stigma. Da der Zusammenhang von Psyche und Körper vielen Patienten zu wenig bekannt ist, fordern die meisten eine psychosomatische Behandlung auch nicht ein. Betroffene hoffen stattdessen geradezu auf eine organische Erklärung für ihre Beschwerden, damit man sie möglichst mit einem Medikament oder einer Operation aus dem Leben drängen kann. Die teils diskriminierende Verurteilung psychischer Krankheiten führt dazu, dass sie sich schnell selbst als Simulanten oder eingebildete Kranke empfinden.

Herz-Kreislauf-Erkrankungen sind führend in unserem Gesundheitswesen, dicht gefolgt von Depressionen. Psychische Erkrankungen und psychosomatische Störungen gehören zu den häufigsten und auch kostenintensivsten Erkrankungen. Es wird davon ausgegangen, dass diese Zahlen weiter steigen werden.

Depressive Menschen haben im Vergleich zu gesunden eine höhere Herzfrequenz und eine eingeschränkte Herzratenvariabilität. Aussagen von Medizinern zufolge verdoppelt eine Depression das Risiko herzkrank zu werden. Bei Herzkranken, die wiederum an einer Depression leiden, ist das Sterberisiko erhöht. Maßnahmen, die die Herzgesundheit fördern, sind daher ratsam. Neben klassischen kardiologischen Therapien bietet sich an – selbstverständlich nach Absprache mit dem Arzt –, die Herzkohärenzübung regelmäßig zu absolvieren. Dann würde ich sogar raten, ein Software-Programm zu nutzen, um die Ergebnisse messen und verfolgen zu können.

Zellgedächtnis

In Zusammenhang mit Organtransplantationen begegnet man immer wieder dem Begriff Zellgedächtnis, besonders wenn Herzen verpflanzt werden. Es häufen sich Berichte, in denen von Persönlichkeitsveränderungen die Rede ist, nachdem jemand eine Herzspende erhalten hat. Dies lässt vermuten, dass Charaktereigenschaften, Vorlieben und Abneigungen vom Spender auf den Empfänger übergehen.

Wissenschaftlich betrachtet wird dieser Bereich noch nicht ernst genommen. Doch immer mehr Schulmediziner werden aufgrund der Berichte ihrer Patienten mit der Thematik konfrontiert und setzen sich dann eher damit auseinander. In Deutschland verbietet das Transplantationsgesetz, dass man Namen und Identität des Spenders oder gar etwas über dessen Lebensstil erfährt. In anderen Ländern wird die Identität des Spenders nicht derart streng geheim gehalten, so gelangen Organempfänger leichter an Informationen.

Vor einigen Jahren hat die Autobiografie von Claire Sylvia spannende Einsichten in diese Materie vermittelt. In ihrem Buch „Herzensfremd" beschreibt sie, wie sie nach langer Krankheit sowohl Herz als auch Lunge eines 18-jährigen tödlich verunglückten Motorradfahrers erhält. Zunächst geht es ihr gut, denn ihr Körper nimmt die Organe an. Auf seelischer Ebene gerät sie jedoch mehr und mehr in Verwirrung, weil sie sich innerlich verändert. Bei aller Dankbarkeit, die sie für ihr neues Leben empfindet, gibt es auch viele kritische und depressive Momente. Ängste steigen in ihr auf und auch Albträume kommen wiederholt vor, allerdings auch Träume, in denen ihr immer wieder ein junger Mann begegnet, dessen Beschreibung haargenau auf ihren Spender passt, von dem sie jedoch zu der Zeit noch gar nichts wusste. Außerdem nimmt sie auf einmal Vorlieben an sich wahr, die ihr fremd sind und die vielmehr zu einem jungen Mann passen als zu einer Frau Ende Vierzig. Aufgrund ihrer Krankheit war gesunde Ernährung das A und O, daher hat sie sich stets streng nach Diätplan mit vegetarischer Vollwertkost versorgt. Unmittelbar nach der Transplantation hat sie ein starkes Verlangen nach Bier, Hamburger und Chicken Nuggets einer Fastfood-Kette. Bislang ausnahmslos heterosexuell, fühlt sie sich plötzlich von Frauen angezogen. Wenngleich sich diese Neigung bezüglich ihrer künftigen Beziehungen nicht durchgesetzt hat, so ist sie doch auf einmal fasziniert von pummeligen Blondinen, obwohl ihr Schönheitsideal ursprünglich eher schlanken, großgewachsenen Brünetten galt. Erstaunlicherweise nimmt sie sogar einen männlichen, cowboymäßig anmutenden Gang an.

Auch die bekannte französische Schauspielerin Charlotte Valandrey hat in ihrem Bestseller „Mein fremdes Herz" von ihrer Herztransplantation mit ähnlichen Folgen erzählt. Sie spürte ebenfalls nach der Operation Wünsche, Träume und Vorlieben, die sie bislang nicht kannte. Sie verliebt sich gar in den Ehemann ihrer Organspenderin, da ihr Herz auf einmal – oder noch? – für diesen Menschen schlägt, ohne zu dem Zeitpunkt zu ahnen, wer er ist.

Darüber hinaus gibt es zahlreiche Berichte von Organempfängern, die nach der Transplantation in ihrem Inneren immense Veränderungen wahrnehmen und sich selbst plötzlich fremd sind. Der amerikanische Kardiologe und Experte für Psychoneuroimmunologie Paul Pearsall hat sich ausführlich mit der Thematik beschäf-

Das essenziale Herz

tigt. Seine Forschungsarbeit bezeichnet er als energetische Kardiologie. Er befragte Hunderte von Organempfängern sowie Angehörige der Spender bezüglich Herzverpflanzungen und der damit verbundenen Erlebnisse und Ereignisse – sowohl die positiven als auch die unangenehmen. Seine mehr als 30 Jahre andauernde Forschung und Erfahrung veranlasst ihn zu der Aussage: „Das menschliche Herz, nicht etwa das Gehirn, ist unser wichtigstes Gedächtnis und Energiezentrum, das Körper, Geist und Seele miteinander verbindet und zu einem Ganzen formt."

Vermutlich lassen sich nicht alle geschilderten Erlebnisse allein auf den schweren Eingriff und eine möglicherweise damit zusammenhängende Lebenskrise zurückführen. Interessanterweise sind die von den Organempfängern wahrgenommenen Veränderungen besonders gravierend, wenn es sich bei dem verpflanzten Organ um ein Herz handelt. Ist unsere Seele tatsächlich mit dem Herzen verbunden? Und ist diese Vereinigung gar auf Zellebene vorhanden? Haben Zellen ein Gedächtnis? Wenn ja, dann wären die geschilderten Erlebnisse nur folgerichtig und nachvollziehbar.

Essenzelektronen

Die menschliche Essenz ist nicht nur eine Frage der Glaubens- und Denkschulen, sie hat auch eine wissenschaftliche Seite. Neueste Forschungen, besonders des Quantenphysikers Michael König, liefern dazu faszinierende Erkenntnisse. Er hat seine Arbeit auf den Forschungen der namhaften Wissenschaftler Jean Émile Charon und Burkhard Heim aufgebaut.

Im Kapitel über das generative Herz haben wir uns bereits mit Elektronen auseinandergesetzt. Es sind kleinste Elementarteilchen von äußerst geringer Masse, die sich in der Atomhülle befinden. Der größte Anteil des Raumes der Atomhülle ist zu 99,999999999 % leerer Raum und lässt sich dem sogenannten Vakuum- oder Nullpunktfeld zuordnen. Es ist der Raum der Möglichkeiten, in dem alle Wahrscheinlichkeiten vorliegen, die sich potenziell manifestieren können. Ein menschlicher Körper verfügt über etliche Billionen mal Billionen mal Billionen Elektronen.

Laut Charon ist jedes Elektron ein Bewusstseinsteilchen, da es ein individuelles Teilchengedächtnis besitzt. In Form von Photonenmustern – Photonen sind Lichtquanten – kann es eine immense Menge an Informationen speichern. Seiner These nach wird alles, was das Lebewesen, das aus diesen Elektronen besteht, jemals erlebt, gefühlt und erfahren hat, dort gespeichert. Elektronen sind unvergänglich, was bedeutet, dass sich jegliche Materie immer wieder aus bestehenden Elektronen zusammensetzt. So gesehen tragen wir nicht nur das, was wir individuell erlebt haben, sondern auch einen geraumen Teil des Weltgedächtnisses in uns. Diese individuellen und kollektiven Erfahrungen müssen wir wahrscheinlich gar nicht so sehr voneinander unterscheiden, denn auf Quantenebene gibt es keine Trennung in Einzelteile, sondern nur eine fließende, ineinander übergehende Beschaffenheit der Welt.

Laut König ist das, was unsere Essenz bildet, in einem Ensemble von Elektronen gespeichert. Er legt dieser Aussage die Annahme zugrunde, dass Elektronen sich nicht willkürlich zusammensammeln und zu neuer Materie manifestieren, sondern dass einige von ihnen eine länger andauernde gemeinsame Bindung eingehen. Zwischen diesen Elektronen besteht der größte organisatorische Zusammenhalt innerhalb eines Organismus. Derartige Bindungen kommen bevorzugt zustande, je mehr Übereinstimmung zwischen ihren inneren Photonenmustern besteht, denn diese werden untereinander ausgetauscht. So entstehen quasi Elektronengemeinschaften – von König als Essenzelektronen bezeichnet – die das bilden, was wir Seele nennen. Sie speichern all das, was individuell an Charaktereigenschaften und Persönlichkeitsmerkmalen zu jedem Einzelnen von uns gehört und was uns essenziell ausmacht.

Innerhalb von Königs Modell ist Liebe der Elementarprozess, der die Kommunikation der Elektronen mittels ihrer im Inneren gespeicherten Photonenmuster ermöglicht. So ist Liebe quantenmechanisch gesehen ein Austausch von Lichtquanten. Je intensiver die Liebe, desto höher die Frequenz der Photonen. Menschlich gesehen ist Liebe die essenziellste und elementarste Kraft für jedes Wesen.

Reinkarnation mag eine Glaubenssache sein, doch man kann davon ausgehen, dass eine solche Essenzelektronengemeinschaft über viele physische Leben hinweg immer wieder einen neuen menschlichen Körper bildet. Elementarteilchen in Form von Essenzelektronen sind vor allem Träger des Bewusstseins. Diese Theorie stimmt mit der Aussage des Molekularbiologen Bruce Lipton überein, der sagt, unser gesamtes Bewusstsein – also auch das Unterbewusstsein – ist auf Zellebene gespeichert. Die Ebene der Elektronen reicht sogar noch tiefer in den subatomaren Bereich hinein. Das dort gespeicherte Bewusstsein verlässt den Körper im Moment des Todes. Die Elektronen bleiben als unvergänglich zurück, während die Masse des verstorbenen Körpers dem Zerfallsprozess ausgesetzt ist.

Die in einer Gemeinschaft gebündelten Essenzelektronen verteilen sich offenbar nicht im gesamten Körper, sondern vorwiegend im zentralen Nervensystem und im Herz, das aus dem gleichen Typus von Nervenzellen aufgebaut ist. Die Atome des Herzens bleiben ein Leben lang fortbestehen, während sich die Atome aller übrigen Organe und Körperteile alle sieben Jahre erneuern. Wenn das Herz ein bevorzugter Aufenthaltsort von Essenzelektronen ist, dann ist es nur stringent, das Herz als Sitz der Essenz und als Sinneswerkzeug der Liebe anzuerkennen, so wie die alten Kulturen es tun. Auch die Transplantationserfahrungen vieler Organempfänger würden sich damit begründen.

Seelenplan und Lebensauftrag

Wenn es so ist, dass eine Essenzelektronengemeinschaft einen Körper beseelt, dann könnte man darauf schließen, dass diesem Dasein ein größerer Plan und eine höhere Absicht zugrunde liegen. Diese Aussage mag zunächst vor allem philosophisch anmuten, doch sie fußt auch auf wissenschaftlichen Annahmen.

Viele Erkenntnisse der Forschung in Biologie und Physik des letzten Jahrhunderts weisen deutlich auf ein höheres Ordnungsprinzip hin. Beispiele sind die implizite Ordnung nach David Bohm sowie die morphischen und morphogenetischen Informationsfelder nach Rupert Sheldrake. Auch der Quantenphysiker Burkhard Heim geht mit seinem zwölfdimensionalen Bild des Weltgefüges von einem strukturierenden und ordnenden Prinzip aus. Unser tägliches Leben führen wir in den uns bekannten vier Dimensionen, nämlich den drei Raumdimensionen Länge, Breite und Höhe sowie der Dimension der Zeit. Heim ergänzt sie mit vier weiteren Dimensionen, die einen Strukturraum darstellen – zwei davon bilden ein energetisches Steuerungsfeld und zwei ein Informationsfeld. Die daraus resultierende Energie und Information sind unabdingbar für die Erschaffung von Materie und Realität, die wir in den uns vertrauten Dimensionen wahrnehmen. Die letzten vier von den insgesamt von ihm berechneten zwölf Dimensionen sind rein geistiger Natur und bilden den sogenannten Hyperraum. Im folgenden Kapitel über die spirituelle Ebene der Herzmatrix komme ich noch einmal auf ihn zurück.

Angenommen also, jeder Mensch kommt mit einem essenziellen Plan auf die Welt, der nicht nur den Bauplan seines Körpers über das morphogenetische Feld vorsieht, sondern auch einen Entwurf für seine seelische Entwicklung bereithält. Das könnte bedeuten, dass diese Essenz auch ein ganz besonderes Konzept für sein Dasein vorgesehen hat. Ich bezeichne es gerne als Lebensaufgabe und Berufung. Die einzigartigen Talente, Stärken und Fähigkeiten, die elementar im Teilchengedächtnis der Essenzelektronengemeinschaften gespeichert sind, möchten sinnvoll eingesetzt werden.

Manche Menschen wissen intuitiv schon sehr früh im Leben, wofür sie geboren wurden und setzen ihre Bestimmung zielstrebig um. Andere sind auf der Suche nach der unbewussten Absicht, die in ihnen schlummert, gedrängt vom Wunsch der Erkenntnis. Viele wünschen sich, dass ein Coaching ihre Fragen nach ihrem innewohnenden Lebensplan beantwortet und ihnen eine sinnerfüllte Umsetzung ihrer Gaben im Leben ermöglicht. Interessanterweise werden diese Klienten immer jünger. Mehr und mehr Menschen verspüren bereits Anfang zwanzig den Wunsch, ihren persönlichen und individuellen Weg zu erkennen und ihn auch bewusst und erfolgreich zu beschreiten.

Ein wichtiger Aspekt in diesem Prozess ist eine tiefe Begegnung mit dem eigenen Herzen und dem inneren Sein. Wer sich selbst nicht fühlen und wahrnehmen kann, hat kaum Zugang zu seinen verborgenen innewohnenden Absichten. Die Herzkohärenz ist die beste Voraussetzung für die Kommunikation und Verbindung mit der eigenen Essenz. Wenn Herz und Seele verbunden sind, bezeichne ich dies als Lebenskohärenz, die Sie mit Hilfe der folgenden Übung leicht erreichen können.

Übung Lebenskohärenz

1. Nehmen Sie sich Zeit und Ruhe an einem für Sie geeigneten Platz, um in Verbindung mit Ihrer innewohnenden Essenz zu treten.

2. Erzeugen Sie jetzt bewusst den Modus der Herzkohärenz, indem Sie sich auf Ihr Herz, Ihren Atem und das Gefühl von Liebe fokussieren.

3. Beschließen Sie nun aus Ihrem Herzen heraus, Ihrem inneren Sein bewusst zu begegnen.

4. Nun lassen Sie Ihre Aufmerksamkeit zu unterschiedlichen Stellen in und um Ihren Körper wandern. Achten Sie darauf, wo Sie Ihre Essenz wahrnehmen können. Lassen Sie sich dabei von Ihrer Intuition leiten.

5. Wo nehmen Sie Ihre Essenz wahr? Im Körper oder außerhalb? Auf welche Weise und in welcher Form? Zeigt sie sich bildlich, lässt sie Sie Klänge oder Worte vernehmen, fühlen oder spüren Sie sie?

6. Wenn es für Sie stimmig ist, laden Sie sie ein, in Ihrem Herzen ihren Platz einzunehmen und bitten Sie sie, sich Ihnen auf die Art und Weise mitzuteilen, dass Sie ihre Botschaft verstehen können.

7. Seien Sie sich bewusst, dass Sie zu jeder Zeit und an jedem Ort mit dieser essenzialen Dimension in Ihrem Inneren in Kontakt treten können.

Das essenziale Herz – Fazit und Nutzen

❖ *Persönlichkeitsentwicklung könnte besagen, einzig die Persona zu fördern, also die Maske oder Rolle, die ein Mensch im Außen zeigt und die nicht immer authentisch ist.*

❖ *Essenz leitet sich ab von essentia und bedeutet Sein. Die Essenz beschreibt den wahrhaftigen inneren Kern, das Selbst, die Seele des Menschen.*

❖ *In allen Kulturen dieser Welt sowie in diversen Glaubensrichtungen und Denkschulen spielt das Herz eine besondere Rolle und gilt als Sitz der Seele.*

❖ *Der Thymusbereich gilt als Hohes Herz bzw. Hohes Herzchakra und stellt ein bedeutsames Energieportal im menschlichen System dar. Die Thymusdrüse selbst ist auf körperlicher Ebene ein wichtiger Teil des Immunsystems.*

❖ *Zahlreiche Organtransplantationen lassen vermuten, dass es ein Zellgedächtnis gibt, was bedeutet, dass Eigenschaften, Vorlieben und Abneigungen des Organspenders auf den Empfänger übergehen. Bei Herztransplantationen wurden diese Persönlichkeitsveränderungen verstärkt beobachtet.*

❖ *Essenzelektronen sind Elementarteilchen mit Bewusstsein und einem Gedächtnis. Sie speichern alles, was je erlebt, gedacht und gefühlt wurde. Sie bilden den Aspekt im Menschen, den wir Essenz oder Seele nennen.*

❖ *Seelenplan oder Lebensauftrag könnte bedeuten, die individuellen Besonderheiten und ureigenen Fähigkeiten einer Essenzelektronengemeinschaft – sprich Seele – im Leben zu verwirklichen.*

Hinweis für Berater und Coaches

Einige Menschen sind auf der Suche nach sich selbst, ihrem Sein und dem Wesentlichen, was sie innerlich ausmacht. Nicht immer sind sie zufrieden mit den Rollen, die sie im Alltag einnehmen. Sie möchten das Besondere in sich entdecken und entfalten. Wenn sie ihre Einzigartigkeit in sich wahrnehmen können, verspüren sie meist auch die Energie, in ihrem Leben etwas zu bewegen. Insbesondere dann, wenn sie sich zudem ihrer inneren Gestaltungskraft gewahr werden. Als Berater oder Coach verfügen Sie möglicherweise bereits über vielfältige Coaching-Elemente, die Ihren Klienten dabei unterstützen, mit seiner inneren Kraftquelle in Kontakt zu kommen.

Ein professionelles Berufungscoaching ermöglicht dem Klienten, seine individuellen Facetten zu entdecken und sich seine innewohnenden Ressourcen zu erschließen. Konkret bedeutet dies, dass er seine essenziellen Talente und Begabungen erkennt – die sich meist von den konditionierten unterscheiden – und er diese mit Begeisterung und Leidenschaft auf der Ebene des Handelns umsetzen kann. Erfahrungsgemäß gehört zu diesem Prozess meist auch das Aufdecken und Lösen all der unterbewussten Konditionierungen und Programme, die dem entgegenstehen, was die Essenz des Menschen tatsächlich im Leben verwirklichen und erreichen will.

Im Zustand der Herzharmonie fällt es deutlich leichter, Altes loszulassen und sich auf das Positive auszurichten.

Das Herz im Himmel,
den Himmel im Herzen.

Laotse

Das spirituelle Herz

Das spirituelle Herz

Augenscheinlich zählen viele Quantenphysiker nicht zu den materialistischen Naturwissenschaftlern, sondern bekennen sich offen zur Spiritualität. Schließlich beruht die Quantenphysik selbst auf dem Prinzip des Geistes, dem Feld der Information, das die Materie (in)formiert. Werner Heisenberg, renommierter Physiker und Nobelpreisträger, sagte einmal sehr treffend: „Der erste Schluck aus dem Becher der Naturwissenschaften macht atheistisch, doch auf dem Grund des Bechers wartet Gott."

In der heutigen modernen Zeit haben manche Menschen Schwierigkeiten mit Begriffen wie Spiritualität und Gott. Meist werden diese entweder der Ausübung von Glauben und Religion oder esoterischen Kreisen zugeordnet.

Gerne möchte ich im Laufe dieses Kapitels diese beiden Begrifflichkeiten zunächst von der wissenschaftlichen Seite beleuchten, damit Sie dann individuell für sich entscheiden können, ob und wie sie einen Platz in Ihrem Herzen einnehmen können.

Hauch des Lebens

Spirit, Esprit ... wir scheuen uns im Alltag nicht so sehr, die englische oder französische Bezeichnung zu verwenden. Wenn wir im Deutschen von Spiritualität sprechen, bekommt es – je nachdem – entweder einen religiösen oder esoterischen Touch, teils ist es gar zu einem abstrusen Modewort geworden. Meiner Ansicht nach gibt es noch eine weitere Dimension dieser Begrifflichkeit und was man darunter verstehen könnte. Am besten, wir nähern uns der Bedeutung an, indem wir die Wortherkunft genauer betrachten.

Das lateinische Wort *spiritus* bedeutet das gleiche wie die griechische Wortsilbe *psycho*, nämlich *Geist*, *Hauch* oder *Atem*. Das dazugehörige lateinische Verb lässt sich konjugieren und so bedeutet *spiro* übersetzt *ich atme*. Auch die Inspiration gründet auf diesem Wortstamm.

Die Atmung ist zweifelsohne für unser Dasein so essenziell wie jeder Herzschlag. Doch die Bedeutung des Atems hat nicht nur eine physiologische Ebene, sondern auch eine metaphysische, sprich eine geistige Dimension neben oder über der körperlichen. Ist es Zufall, dass das Wort Atem von hinten gelesen Meta lautet? Dazu gehört beispielsweise die Verbindung zwischen der physischen und der energetischen Ebene, da sich Atmung und Emotionen gegenseitig bedingen. Jedes Gefühl, jede Emotion erzeugt ihr eigenes Atemmuster, während eine bewusste Art der Atmung wiederum die emotionale Befindlichkeit verändern kann.

Ein nicht ausschließlich physischer und somit auch geistiger Aspekt des Atems ist unsere Sprache. Sprechen heißt, den Atem mit Ton und Klang zu verbinden, wobei die Klangfrequenz Einfluss auf die Atemfrequenz nimmt. Über die Sprache wird unser denkendes und fühlendes Bewusstsein ausgedrückt. So entsteht ein

Austausch zwischen der geistigen Innenwelt und der physischen Außenwelt.

Das Spirituelle bedeutet das geistige Prinzip, im Gegensatz zur Materie, die die äußere Realität darstellt. Der Psychologe Rudolf Sponsel definiert Spiritualität meiner Ansicht nach am treffendsten. Er beschreibt sie als bewusste Beschäftigung mit Sinn- und Wertfragen des Daseins, der Welt und der Menschen und besonders der eigenen Existenz und ihrer Selbstverwirklichung im Leben. In Kürze zusammengefasst bedeutet Spiritualität damit für mich:

Ich bin, der/die ich bin, und ich tue, was ich bin.

Sinn und Bedeutung

Dieser soeben beschriebene Satz beinhaltet ein derart hohes Maß an Auseinandersetzung mit Sinnhaftigkeit, dass er das geistige Prinzip nicht treffender ausdrücken könnte. Er setzt Bewusstsein voraus für das eigene Sein und die Verantwortung für die Umsetzung, sprich Realisierung im Außen, in der Welt.

Der menschliche Geist interpretiert Informationen und verleiht ihnen Sinn und Bedeutung – wenngleich dieser Akt natürlich subjektiv und von den im Unterbewusstsein gespeicherten Denk- und Gefühlsmustern gefärbt ist. Bereits auf Quantenebene spielt der Sinn bei der Realitätsgestaltung eine beachtliche Rolle. Das Bewusstsein als beobachtendes und somit messendes Prinzip gibt einer im Vakuumfeld vorliegenden Information ebenfalls Sinn und Bedeutung und steuert damit Materie und Realität. Der Physiker Burkhard Heim formulierte das Gesetz des von ihm berechneten Informations- und Strukturraums so: „Das, was für die umfassenden Bereiche am meisten Sinn und Bedeutung hat, bestimmt die Realisation." Dieser Aussage legt er zugrunde, dass das Universum mit einer Sinnstruktur versehen ist und dass das, was wir sind, durch unsere individuellen Sinnbezüge definiert wird.

Einer Sache oder Situation einen Sinn, eine Bedeutung zu geben, heißt, diese innerlich zu bewerten, was mit einem entsprechenden Gefühl einhergeht. Bei positiver Betrachtung spricht man im medizinischen Sinne von *Placebo*, was so viel bedeutet wie *ich werde gefallen* und eine positive Wirkung erzielt, beispielsweise bei Medikamenten. Die negative Bewertung wird im Gegenzug dazu als *Nocebo* bezeichnet, was für *ich werde schaden* steht. Eine Substanz kann demnach eine ungesunde Wirkung erzeugen, obwohl sie nachweislich keine schädlichen Stoffe enthält.

Immer mehr Ärzte, besonders Herzspezialisten, wissen um die Macht der Sprache im Umgang mit ihren Patienten. Worte können wie Placebos und Nocebos heilen oder schaden, je nach Sinn und Bedeutung. Es können die Worte des Arztes selbst sein, aber auch autosuggestive Formulierungen und Selbstgespräche des Patienten, die seine Hoffnung, wenn nicht gar seinen unerschütterlichen Glauben an die Heilung so sehr untermauern, dass diese allein dadurch eintreten kann. Umgekehrt können Worte derart Angst auslösend sein, dass durch die dazugehörenden Vorstellungen und Erwartungen das Fortbestehen einer Krankheit manifestiert wird. Auch hier wiegen die 95 % des Unterbewusstseins um vieles intensiver als die wenigen verbleibenden Prozente der bewussten Ebene. Das unterbewusste Denken und Fühlen kann demnach wie ein Placebo oder auch Nocebo wirken.

Der Sinn des Lebens

Von der körperlichen Ebene lässt sich dieses Prinzip auf das Leben selbst übertragen. Wer keinen Sinn im Leben sieht oder diesen nicht erkennt, wird sein Dasein im wahrsten Wortsinn fristen. Unser Geist und Bewusstsein schaffen den Sinnbezug, die Bedeutung der Dinge, der Ereignisse, der ganzen erlebten Welt.

Der Neurologe und Psychiater Viktor Frankl vertrat die Grundthese, dass der Mensch ein Wesen auf der Suche nach Sinn sei. Er sagte, der Mensch sei ein sinnbezogenes Wesen, und er möchte nicht nur glücklich sein, sondern auch einen Grund dafür haben. Als Ursache seelischer Konflikte sah er vor allem Sinndefizite. So führt unerfüllter oder auch falsch erfüllter Sinn zu, wie er es formulierte, „existenzieller Frustration". Frankl, der selbst das Konzentrationslager überlebte, beschrieb, dass viele, vor allem junge Menschen zu ihm kamen mit der Aussage: „Das Leben gibt mir nichts, es gibt mir keinen Sinn!" Woraufhin er diese Menschen mit der viel wichtigeren Gegenfrage ermutigte: „Was geben Sie dem Leben, welchen Sinn verleihen Sie ihm?" Diese hochspannende Frage impliziert, dass wir als

Menschen eine freie Wahl des Sinnbezugs haben und wie wir ihm Ausdruck verleihen können.

In der heutigen Zeit scheint die Sinnsuche für viele Menschen bedeutsamer denn je. Kirchen und Glaubensgemeinschaften bieten offenbar nicht mehr den erwünschten Halt oder die gesuchten Antworten auf essenzielle Lebensfragen wie einst, zumindest lässt die hohe Zahl an Austritten dies vermuten. Gleichzeitig nimmt die Sehnsucht nach sinnhafter Lebensführung und wertvoller Selbstentwicklung in vielen Gesellschaftsschichten mehr und mehr zu. Der immense Zuwachs an Anhängern der New-Age-Szene scheint diesen Trend zu bestätigen.

Hinzu kommt, dass unsere westliche Gesellschaft heutzutage einen gewissen Sättigungsgrad erreicht hat. Früher, beispielsweise noch in der Nachkriegsgeneration, galt es vor allem physische Ansprüche zu erfüllen. Gemäß der Maslow'schen Bedürfnispyramide wollten primär der Hunger gestillt und das sichere Dach über dem Kopf errichtet sein. Mit der Zeit kamen soziale und individuelle Bedürfnisse hinzu. Gegenwärtig sind diese Notwendigkeiten gestillt, demnach ist Platz für neue Wünsche und Sehnsüchte. An dieser Stelle gabelt sich der Weg offensichtlich in zwei Richtungsvarianten auf. Ein Teil der Gesellschaft sucht Erfüllung in Konsum und Spaß. Beides war früheren Generationen größtenteils verwehrt, besonders in Zeiten von Krieg oder Wirtschaftsdepression. Insofern ist der Drang nach Leichtigkeit und Sorglosigkeit nachvollziehbar, obwohl diese

Wohlstandsentwicklung meiner Meinung nach oftmals in Oberflächlichkeit mündet.

Der andere Teil der modernen Gesellschaft strebt augenscheinlich nach Sinnhaftigkeit. Neben Bildung erhält die individuelle Entwicklung und Entfaltung einen hohen Stellenwert. Der Zukunftsforscher Matthias Horx sagt über diesen Trend: Was früher Lifestyle hieß, lautet morgen Personal Style. Er beschreibt die spirituelle Sinnsuche, die Frage nach inneren statt äußeren Ursachen sowie ein Streben nach Erhöhung der inneren Energie als wichtige Motive, heute und in naher Zukunft. Die erkennbare Trendentwicklung verläuft von der Fun-Kultur zur Sinn-Gesellschaft. Besonders im Zeitalter der Informationsflut und ständigen Erreichbarkeit suchen Menschen wieder nach Halt und Stabilität, statt sich fortwährender Ablenkung hingeben zu wollen.

Meine Erfahrung mit Coaching-Klienten zeigt, dass dieser Trend inzwischen bei immer jüngeren Menschen zu beobachten ist. Bis vor ein paar Jahren waren es besonders Menschen Mitte Vierzig oder älter, die sich die Sinnfrage stellten. Heute sind es vor allem Anfang Zwanzigjährige, die sich fragen: „Wer bin ich? Was macht mich aus? Und welche Besonderheit kann ich in die Welt bringen?"

Selbstermächtigung

Wenn jeder den Sinn seines Lebens und damit sein Glück selbst gestaltet, dann ist das ein hoher Grad an

Selbstermächtigung. Es bedeutet, sich des innewohnenden Schöpfers und Erschaffers bewusst zu sein und das eigene Leben wahrhaft zu gestalten und zu leben. Dazu gehört ein hohes Maß an Würde und innerer Größe, die in jedem wohnen, wenngleich sie nicht immer jedem bewusst sind.

Demzufolge trägt allerdings auch jeder Einzelne die Verantwortung für die Situationen und Ereignisse, die in seinem Leben auftauchen. Dieser Satz ist weitaus schneller ausgesprochen oder dahin geschrieben als wahrhaft verinnerlicht. Es bedeutet nämlich ein radikales Verlassen des – für manche durchaus bequemen – Opferstatus. Manchmal bin ich sehr direkt, wenn ich den einen oder anderen als „Profiopfer" bezeichne. Es gibt Menschen, die ihre vermeintliche Ohnmacht und Hilflosigkeit schon professionalisiert haben, sie beherrschen diese Rolle perfekt. Das Opferdasein offenbart eine Reihe von Vorteilen und Sekundärgewinnen, die nicht zu missachten sind. Neben Aufmerksamkeit, Mitleid und anderen Zuwendungen verschafft es außerdem einen hohen Grad an Bequemlichkeit, denn es ist stets etwas oder jemand anderes schuld an der Situation des Opfers und steht der Veränderung im Weg. Wer Schuldige sucht und der Frage hinterherjagt, warum etwas so schlimm ist, entwickelt keine Lösungen und übernimmt schon gar keine Verantwortung für sich und seine Situation. Geschweige denn, dass es ein wahrhaftes Bewusstwerden der positiven innewohnenden Macht und Stärke ermöglichen würde!

Das spirituelle Herz

Dazu fällt mir ein Beispiel einer Klientin ein. Im Rahmen eines Coachings haben wir für ihre unerwünschte Lebenssituation die guten Gründe und Absichten ermittelt, womit sie ihre Situation unterbewusst nährt und aufrecht erhält sowie die dazugehörigen Denkmuster und Glaubenssätze, die ihr Verhalten steuern. Kurz bevor diese Muster gelöst werden sollten – dazu gibt es effektive und nachhaltige Coachingmethoden –, hielt sie inne und rief: „Halt! Wenn wir das jetzt lösen, dann habe ich ja nichts mehr zu jammern!"

Zugegebenermaßen war ich erst einmal erstaunt über ihr abruptes Zögern, das den Lösungsschritt in dem Moment stoppte. Vor allem aber war ich beeindruckt von ihrem Bewusstsein, wie messerscharf sie doch wahrgenommen hat, dass sie durch die Lösungsarbeit ihren Opfermodus verlassen würde! Ich habe ihr geantwortet, dass es allein ihre Wahl ist, ob sie den Zustand weiter aufrechterhalten möchte, mit all seinen Vor- und Nachteilen, oder ob sie die alten Muster loslassen will, um kraft- und machtvoll ihr Leben zu gestalten. Erfreulicherweise hat sie sich für Letzteres entschieden.

Es ist erstaunlich, wie viele Menschen sich für klein, unwürdig und ohnmächtig halten. Nicht zuletzt deshalb boomt seit Jahren ein riesiger Markt von Seminaren, Workshops, Beratungen und Coachings, da viele auf der Suche sind nach der alleinigen Lösung. Es ist nicht meine Absicht, das zu bewerten oder gar als wirkungslos abzutun – im Gegenteil, es gibt gute und nützliche Angebote, die Menschen auf ihrem Weg unterstützen. Eine Gefahr sehe ich immer dann, wenn Heilsversprechen sondergleichen gemacht werden, indem ein einziges Produkt, eine alleinige Vorgehensweise oder ein Ratschlag ewiges Glück, endlose Fülle und das Auflösen aller Blockaden versprechen. Das spielt auf fragwürdige Weise mit den Hoffnungen der Menschen. Es hält sie meistens in der Abhängigkeit und nimmt sie nicht in ihre Eigenverantwortung.

Auch das ewige Suchen von Gründen und Schuldigen schlägt in diese Kerbe. Die Frage „warum" wendet sich nach hinten, in die Vergangenheit und zur problemhaften Situation, während die Frage „wozu" nach vorne zielt, in die Zukunft und hin zur Lösung.

Bei all dem Schlimmen, was jemand möglicherweise erlebt und durchgemacht hat – ohne dies im Geringsten zu schmälern! –, könnte es durchaus eine positive Wendung beinhalten. Weil diese Erfahrung vielleicht dafür gesorgt hat, sich ganz besondere Fähigkeiten und Stärken anzueignen, die man ohne dieses Erlebnis wohl nicht ausgereift hätte und die man der Welt und der Menschheit nun zur Verfügung stellen kann. Hier schließt sich der Kreis zum zuvor beschriebenen Sinn und zu der Aussage: „Ich tue, was ich bin".

Kurzübung

Erinnern Sie sich an ein negatives Erlebnis in Ihrer Vergangenheit, das Sie geprägt hat und dessen Auswirkungen Sie heute noch in unangenehmer Weise spüren, weil es sich oft noch emotional bemerkbar macht.

Statt zu fragen, warum das so war und wer die Schuld trägt, richten Sie nun Ihren Fokus auf die Fragen:

Was hat es möglicherweise Positives bewirkt? Was hat diese Erfahrung aus mir gemacht? Wie hat sie mich gestärkt? Was konnte ich dadurch lernen? Womit habe ich mich deshalb im Leben verstärkt beschäftigt und auseinandergesetzt? In welcher Weise macht es mich besonders? Welche positiven Eigenschaften, Stärken und Fähigkeiten habe ich mir dadurch angeeignet und wie kann ich sie heute in meinem Leben und/oder in meiner Arbeit nutzbringend einsetzen? Wem oder wie kann ich damit dienen oder Gutes tun?

Mir ist durchaus bewusst, dass man von einer negativen Erinnerung manchmal förmlich überrollt und vom Gefühl der Ohnmacht nahezu überwältigt wird. Wenn Ihnen das passiert, dann lassen Sie es einen Moment lang zu, denn das Ziel lautet nicht, das Erlebte wieder ins Unterbewusstsein zurückzudrängen. Stellen Sie sich der Situation einen Augenblick lang! Dann machen Sie sich bewusst, Sie, nur Sie allein, sind der Gestalter Ihres Lebens und nur Sie allein sind für Ihre Gefühle verantwortlich. Sie können jetzt entscheiden, anders auf die Erinnerung zu reagieren. Indem Sie sich bewusst auf Ihr Herz, Ihre Atmung und auf ein positives Gefühl fokussieren, geben Sie dem erlebten Moment eine neue Färbung. Es ändert nichts an der früheren Erfahrung, doch Sie ändern in genau diesem Augenblick Ihre innere Reaktion darauf. Vor allem lassen Sie das Ohnmachtsgefühl hinter sich, indem Sie sich bewusst machen, dass Sie gezielt Ihr emotionales Erleben im Hier und Jetzt steuern können. Diese Erfahrung ist äußerst kraft- und machtvoll! Es stärkt Sie nicht nur in Ihrer inneren Ausrichtung, es macht Sie darüber hinaus unabhängig von äußeren Ereignissen, da Sie selbst in der Lage sind, etwas an der Situation zu ändern.

Vertrauen und Anbindung

Die Suche nach Sinn und Bedeutung im Leben beinhaltet meist auch eine tiefe Sehnsucht nach einer Anbindung an etwas Höheres. Trotz aller technischen und materiellen Entwicklung der Neuzeit glaubt ein Großteil der Menschheit – unabhängig davon, ob oder welcher Konfession zugehörig – an eine Höhere Intelligenz, die alles steuert. Die Namensgebung dafür mag verschieden sein. Gott, das Göttliche, der Herr, Allah, Jahwe, das Universum, das Himmlische, die Geistige Welt, das Alles und dergleichen.

Da ich Heartness fern jeglicher religiösen Zuordnung verstehe, ist mir eine neutrale Wortfindung wichtig. Zudem stelle ich fest, dass – möglicherweise aus historischen Gründen – die Gottesbezeichnungen der großen Konfessionen für einige Menschen negativ besetzt sind und sie diese daher nicht gerne aussprechen. Sie erzeugen eher Stress und Abneigung als Wohlbefinden und Geborgenheit. Für mich persönlich ist die Bezeichnung Quelle stimmig. Dieses Wort ist nicht geschlechtsbezogen, wie beispielsweise der Vater im Himmel, und es impliziert keine Neigung wie etwa liebend oder strafend. Es ist schlicht die Quelle, die alles hervorbringt und alles Seiende speist.

Seit Menschengedenken scheint es, unabhängig von der kulturellen Zugehörigkeit, ein Grundbedürfnis zu sein, diese Höhere Dimension als wahrhaftig anzusehen. Es bedeutet auf einer sehr tiefen und keinesfalls rationalen Ebene genährt und getragen zu sein. Es ist das Urvertrauen, mit dem jeder Mensch auf diese Welt kommt, das jedoch durch prägende Erlebnisse erschüttert werden kann. Wer es verloren hat, fühlt oft eine innere Leere, wenn nicht gar eine subtile Furcht. Oft sind es Existenz- und Verlustängste, durch die sich ein mangelndes Vertrauen ins Leben und in die Quelle zeigt.

Im Alltag äußert es sich nicht selten in einem großen Drang, Dinge und Situationen zu kontrollieren und zu steuern. Eine innere Gelassenheit und das Vertrauen, dass zur rechten Zeit die rechten Dinge geschehen werden – die ja ohnehin jeder einzelne mitgestaltet und kreiert –, scheinen unmöglich. Wobei Vertrauen nicht bedeutet, sich tatenlos zurückzulehnen und abzuwarten, im Sinne von „Der Herr (oder das Universum etc.) wird's schon richten". Das betrachte ich als Missverständnis und als das Gegenteil von Eigenverantwortung. Wer mit seinem Herzen und seiner Intuition und demzufolge mit der Quelle verbunden ist, weiß tief im Inneren, wie er zu entscheiden und zu handeln hat und wann der richtige Zeitpunkt dafür ist.

Andere haben aufgrund von schlechten Erfahrungen oder schlimmen Erlebnissen den Glauben an eine Höhere Dimension verloren. Sie machen Gott dafür verantwortlich, was ihnen widerfahren ist, und stellen ihr Vertrauen in diese Ebene gänzlich ein. Viele glauben dann an gar nichts mehr, was nicht rational oder wissenschaftlich ist. Der geistige Aspekt wird ganz und gar abgelehnt und die Materie und somit äußere Realität wird zur einzigen Wahrheit.

Wer Halt, Vertrauen und Anbindung in der Kirche nicht (mehr) findet und den Zugang zu seiner Essenz (noch) nicht entdeckt hat, sucht nur allzu oft im Außen. Entweder auf der materiellen Ebene in Form von Konsum oder immateriell in Gestalt von Ratgebern, Wahrsagern oder sogenannten Channels, die einem sagen, was man tun soll, was die Zukunft bringt oder welche Botschaften das Universum für einen bereithält. Das betrachte ich als äußerst bedenkliche Form des Abgebens der eigenen Verantwortung. Es bedeutet, Menschen klein und abhängig zu halten und ihr Misstrauen in die eigene innere Führung zu untermauern. Wie will jemand sein Leben kraftvoll gestalten, wenn er sich selbst nicht vertraut? Wenn er seine Entscheidungen und damit seine Verantwortung anderen überlässt? Wenn er sich passiv verhält und auf sein Glück wartet, statt es bewusst und aktiv zu kreieren?

In der Schau nach innen und der Hinwendung zum Herzen und zu sich selbst findet sich die eigentliche Antwort. Die Verbindung zwischen der spirituellen, der generativen und der essenzialen Dimension der Herzmatrix zeigt auf, dass der Weg zur Quelle zuerst der Weg ins Herz ist. Die Sufi-Tradition schenkt uns dazu eine schöne und berührende Geschichte:

Der Schlüssel im Herzen

Eines Tages war Gott der Menschen überdrüssig. Ständig plagten sie ihn, wollten alles Mögliche von ihm. Also sprach Gott: „Ich werde weggehen und mich eine Weile verstecken."

Er versammelte seine Ratgeber um sich und fragte: „Wo soll ich mich verstecken?"

Einige rieten: „Verstecke dich auf dem höchsten Berggipfel der Welt."

Andere hingegen: „Nein, verbirg dich lieber am tiefsten Meeresgrund, dort werden sie doch niemals suchen."

Wieder andere empfahlen: „Verstecke dich auf der dunklen Seite des Mondes, das ist das sicherste Versteck. Wer sollte dich dort finden?"

Schließlich wandte er sich an seinen klügsten und intelligentesten Engel: „Was rätst du mir, wo soll ich mich verstecken?"

Und der kluge und intelligente Engel erwiderte lächelnd: „Verstecke dich im menschlichen Herzen. Das ist der einzige Ort, auf den sie niemals kommen werden."

Hyperraum und Himmel

Als mein Neffe als kleines Kind miterlebt hat, wie die Katze seiner Großmutter gestorben ist, wollte er wissen: „Wo ist das Katerchen jetzt?" Die Antwort, die er erhielt, lautete: „Kater Emil ist jetzt im Himmel." Daraufhin schaute er nach oben in den Horizont und sagte: „Aber ich kann ihn doch gar nicht sehen!"

Das Thema Tod hat ihn offenbar damals nachhaltig beschäftigt, denn kurze Zeit darauf fragte er plötzlich und unerwartet: „Mami, wo gehen die Menschen hin, wenn sie sterben?" Und wiederum lautete die Antwort: „In den Himmel." Seine nächste Frage kam prompt: „Und was ist mit den Astronauten?! Sind die dann gestorben?!"

Es ist an sich schon kein leichtes Thema für einen Vierjährigen, und unsere deutsche Sprache ist dahingehend auch nicht sonderlich hilfreich, denn wir verfügen nur über das eine Wort – Himmel. Damit meinen wir sowohl das blaue Firmament als auch den transzendenten Ort des Jenseits. Im Englischen gibt es zumindest die Unterscheidung zwischen *sky* und *heaven*.

Quantenphysikalisch betrachtet ist dieser Himmel oder die Quelle, die alles speist, der sogenannte Hyperraum. Dieser Begriff wurde unter anderem von dem Physiker Burkhard Heim geprägt. Er studierte Physik und Chemie und war Schüler der namhaften Wissenschaftler Werner Heisenberg und Carl Friedrich von Weizsäcker. Gemeinsam mit dem Physiker Walter Dröscher vervollständigte er die von ihm bereits in den 1950er Jahren konzipierte Quantenfeldtheorie. Sie ist eine der am profundesten erforschte und überprüfte Theorie in der Wissenschaft der Physik.

Für den Begriff Hyperraum haben wir auch bereits die Bezeichnungen Nullpunktfeld, Vakuumfeld oder das

Meer aller Möglichkeiten kennengelernt. Im quanten-physikalischen Sinn ist ein Vakuum ein Raum, der keine Teilchen, also keine Materie aufweist. Nach physikalischen Erkenntnissen ist es dennoch kein leerer Raum, da er angefüllt ist mit Energie, in Form von elektromagnetischen Wellen.

Laut der Heim'schen Quantenfeldtheorie umfasst das Universum insgesamt zwölf Dimensionen – von ihm X1 bis X12 genannt. Die uns in der Alltagswelt bekannten vier Dimensionen Länge, Breite, Höhe und Zeit nannte er X1 bis X4. Diese vierdimensionale Struktur kennen wir von Einsteins Relativitätstheorie; es ist die sogenannte Raumzeit. Von Heim werden diese Dimensionen durch vier zusätzliche Teilräume ergänzt. Einmal durch die beiden Energiedimensionen X5 und X6, die die materiellen Ebenen vor allem mit Struktur und Ordnung versehen. Hinzu kommen die zwei Informationsdimensionen X7 und X8; sie stehen für Sinn und Bedeutung.

Die weiteren vier Dimensionen sind, laut Heim, ein reines Geistfeld. Er bezeichnet es als Hyperraum. Diese neunte bis zwölfte Dimension beschreibt er als hochsymmetrische, zeitlose Strukturen. Sie können in jeden beliebigen Zeitabschnitt des räumlichen Kosmos eingreifen und eine Veränderung bewirken. Und dies unabhängig davon, ob es sich in der uns bekannten Zeitdimension um Gegenwart, Vergangenheit oder Zukunft handelt. Der Hyperraum ist die Nullzeit, er ist ein permanentes Jetzt. Diese Strukturen des Hyperraums, so Heim, seien für uns Menschen völlig unverständlich, daher bezeichnete er sie als GAB – <u>G</u>ott <u>A</u>llein <u>B</u>ekannt. Wörtlich sagte er: „Das, was wir als Materie bezeichnen, unterliegt einem Wirkprozess, der von den geistigen Dimensionen gesteuert wird. Von der Entstehung bis zu Steuerung der materiellen Welt entspringt alles den geistigen Dimensionen."

X12	Geistfeld – GAB
X11	Geistfeld – GAB
X10	Geistfeld – GAB
X9	Geistfeld – GAB
X8	Qualität / Bedeutung zur Information
X7	Information
X6	Organisatorische Energie
X5	Steuernde Energie
X4	Zeit
X3	Raum (Länge) – materielle Welt
X2	Raum (Breite) – materielle Welt
X1	Raum (Höhe) – materielle Welt

Heims Berechnungen des Hyperraums werden von weiteren Physikern und Mathematikern aufgrund experimenteller Daten als schlüssig, überzeugend und existent angesehen, auch wenn Heim selbst in der Welt der Physiker als Außenseiter gilt. Dies hat jedoch weniger mit seinen außergewöhnlichen Erkenntnissen und Berechnungen zu tun, sondern mehr damit, dass er bei der Vorgehensweise der Veröffentlichung seiner Arbeit nicht alle Standards eingehalten hat, die von der Wissenschaft als allgemein gültig gefordert werden.

Heims Modell impliziert, dass wir in einer Welt leben, die Bestandteil eines größeren Ganzen sein muss, und dass die uns bekannten vier Dimensionen der Raumzeit nicht ausreichen, um nichtmaterielle Phänomene wie Gedanken, Gefühle und Ideen auf der Quantenebene zu erklären. Dafür braucht es höhere Dimensionen. So entwickelten sich unterschiedliche Modelle, die weitere Dimensionen und sogar weitere Universen einbeziehen.

Der führende Wissenschaftler und anerkannte Physiker Stephen Hawking beispielsweise vertritt die Theorie von unendlich vielen parallel existierenden und miteinander verschränkten Universen, was auch als Multiversen bezeichnet wird. Dieser Ansatz ist nicht so neu, denn bereits in den 1950er Jahren wurde der Begriff der Viele-Welten-Deutung aufgrund der Entdeckungen des Physikers Hugh Everett geprägt. Sein Modell postuliert ebenfalls mehrere parallel existierende Welten, in denen die verschiedenen potenziellen Möglichkeiten und Kann-sein-Zustände jeweils Realität sind.

So ist der Hyperraum ein Bereich jenseits der materiellen Ebene, der uns Energien und Informationen zur Verfügung stellt. Der Physiker Michael König beschreibt die im Hyperraum existierenden Energien als maximal gebündelte Photonenenergie, sprich Lichtquanten. Aus dem Hyperraum gelangen mit hoher Energie geladene Teilchen, sogenannte Eta-Teilchen, in unsere vierdimensionale Welt. Dabei handelt es sich um extrem kurzlebige Teilchen, die nach kurzer Zeit in Photonen, Elektronen, Positronen und Neutrinos zerfallen. Diese Teilchen transportieren große Energiemengen und speisen sie in Form von Photonen in den menschlichen Organismus ein. Laut König ist der Hyperraum die Quelle aller Energie und damit die Quelle von allem, was ist. Er zögert nicht, in diesem Kontext von Gott zu sprechen. Eine Existenzform, die er mit der Abkürzung ELI umschreibt, was für Energie, Liebe und Information steht.

Wir wissen bereits, dass für die Realitätsentstehung – und demnach für alles, was ist – Energie und Information die Grundvoraussetzungen sind. Liebe existiert für uns oftmals nur im Bereich der Romantik oder Philosophie. Nun wird Liebe auch zur physikalischen Größe, denn sie gilt als stärkste Kraft im Universum, und Gefühle, besonders die der Liebe, sind der Realitätsschalter überhaupt. Liebe ist in der Lage, bis in subatomare Bereiche hinein zu wirken.

Rein physikalisch betrachtet ist Liebe der Photonenaustausch von Elektronen. Diese Elementarteilchen kommunizieren, indem sie gebündelte Lichtenergie untereinander austauschen. Zwischen den Essenzelektronen, die das bilden, was wir als Seele bezeichnen, werden Elektronen mit höherer Frequenz ausgetauscht als unter gewöhnlichen Elektronen. Die hochfrequenten Lichtmuster der Essenzelektronen weisen damit einen hohen Grad an Liebe auf, unsere Essenz besteht sozusagen aus Liebe. Die Liebesenergie ist die eigentliche anziehende Kraft des Universums. Insgesamt zeigt sich hier deutlich die Verbindung zwischen der emotionalen, der generativen, der essenzialen und der spirituellen Dimension der Herzmatrix, denn bei allen bildet die Liebe das übergeordnete und verbindende Prinzip.

So ist ELI gleichzusetzen mit der Quelle, dem Hyperraum oder mit Gott – ich lasse Ihnen die Begrifflichkeit offen. Auf universeller Ebene entspringt die Liebe aus ELI und dem Hyperraum. Auf irdischer Ebene entströmt sie dem menschlichen Herzen als das stärkste und kraftvollste Gefühl, das wir kennen, denn das Herz dient als Symbol für himmlische und irdische Liebe. Wir müssen sie nicht lernen, alle Lebewesen wissen von Geburt an, was Liebe ist und was sie vermag. Auch wenn sie leider in unserer heutigen rationalen Welt oft in den Hintergrund verbannt oder gar verkitscht wird.

Doch jede Handlung, die nicht der Liebe entspringt, ist letztlich ohne Sinn. Sinn und Bedeutung sind an das Bewusstsein gekoppelt, denn Geist und Bewusstsein schaffen den Sinnbezug, der zur Realisation notwendig ist. Die bewusst erlebte Liebe hat dabei eine ganz besondere Qualität. Sie ist das, was einer Existenz wahrhaft Sinn verleiht.

Der Philosoph Meister Eckhart spricht von der Liebe als Vereinigung des individuellen menschlichen Bewusstseins und seiner Seele mit dem universellen Bewusstsein.

Weltbild und Weisheit

Das, was wir mit Sinn und Bedeutung versehen, hat viel zu tun mit unserem Weltbild. Manche Menschen nehme ich mit ihrer Grund- und Lebenseinstellung so strikt verhaftet wahr, dass es fast schon einem Tunnelblick gleichkommt. Dadurch manifestieren sie umso mehr, was in ihrer äußeren Realität geschieht. Es geht hier nicht um richtig oder falsch, denn schlussendlich darf jeder denken und glauben, was er möchte. Doch ein Weltbild ist ein Gerüst, das uns manchmal hilft, die Dinge mit rationalen Erklärungen zurechtzubiegen. Letztlich handelt es sich um Konstrukte des bewussten Verstandes, gepaart mit konditionieren Denk- und Glaubensmustern, die von Lebenslehrern, Kultur und Gesellschaft gelernt und geprägt wurden. Sie entspringen oft dem bewussten Verstand, der Spitze des Eisbergs mit seinen 5 % Gesamtvolumen, und beschreiben das, was jemand glauben möchte, wie das Leben beschaffen ist und die Welt in seinen Augen zu sein hat. Weltbilder sind nicht grundsätzlich und ewig gültig, denn sie unterliegen neben der persönlichen Entwicklung der Kultur- und Zeitgeschichte.

Gleichwohl hat jeder Mensch die Freiheit und die Wahl, seinen Fokus von der äußeren materiellen Welt nach innen auf die geistige Ebene zu richten und damit zu sich selbst, zu seiner Essenz. Dort findet sich abseits von sachlichem Verstand und vernunftgemäßem Denken der Ozean des inneren Wissens. Fern der Ratio wohnt hier unsere intrinsische Weisheit. Es ist kein Wissen im vernunftbezogenen Sinn, sondern eine profunde und unerschütterliche Gewissheit. Sie ermöglicht uns ein tiefgehendes Verständnis von allem, was in und um uns existiert und befähigt uns zu essenziellen Einsichten. Darüber hinaus ermöglicht sie uns den Zugang zu unserer Essenz, unserem innewohnenden Potenzial und jeglichen gespeicherten Erfahrungen, um sie uns im Hier und Jetzt nützlich zu machen. Weisheit ist gelebte Erkenntnis!

Diese Hinwendung nach innen, zur geistigen Ebene und zur Essenz ermöglicht uns, den zuvor erwähnten Satz „Ich bin, der/die ich bin, und ich tue, was ich bin" wahrhaft zu leben. Dies führt zu wahrer Authentizität und aufrichtigem Ich-selbst-Sein. Denn das Verleugnen dieser inneren Instanz und des Geistes würde zu einer Geistlosigkeit führen, durch die wir unsere Ressourcen und Potenziale nicht leben könnten. Würden wir den Fokus ausschließlich auf die Außenwelt und auf Materielles richten, würden aus uns unbewusste, marionettenähnliche Lebewesen.

Das Herz bietet uns außerdem über sein kohärentes elektromagnetisches Feld die Möglichkeit, bewusst an das Meer aller Möglichkeiten anzudocken, um sich das morphische Feld und damit das Kollektivbewusstsein zugänglich zu machen. Es ist nichts anderes als das,

was wir Intuition nennen. Intuition ist auf der Körperebene ein Denkvorgang im Stirnhirn, dem präfrontalen
Kortex, dem Hauptsitz des Bewusstseins. Hier wird der
Zusammenhang zwischen der mentalen sowie der essenzialen und spirituellen Ebene der Herzmatrix deutlich.

Photonen, Licht und Erleuchtung

Mehrfach war nun schon die Rede von Lichtquanten,
die als Photonen bezeichnet werden, so dass es wichtig
erscheint, sie näher zu beleuchten. Insbesondere der
Biophysiker Fritz-Albert Popp war Pionier auf diesem
Gebiet. Bereits in den 1970er Jahren ist er mit seinen
Forschungen sehr bekannt geworden, die man auch als
das rätselhafte Leuchten allen Lebens beschreiben
könnte. Die Existenz der Biophotonen – und damit die
sogenannte ultraschwache Zellstrahlung – ist mittler-
weile unumstritten. Popp hat ein auf Licht basierendes
zelluläres Informationssystem nachgewiesen, als er sich
mit den Fragen auseinandersetzte: Was ist Licht und
was bewirkt es? Gibt es Licht in den Zellen? Wie erfolgt
die Steuerung der Lebensprozesse? Was ist Kohärenz
und was regelt sie?

Licht ist Leben. So lautet sein Forschungsergebnis zusammengefasst in einem einzigen Satz. Denn diese
Lichtmuster in unseren Zellen, die sogenannten Biophotonen, steuern den gesamten menschlichen Organismus. Dass eine damals noch nicht messbare Form
von Energie in lebenden Zellen vorhanden ist, hat be-

reits 1922 der russische Mediziner Alexander Gurwitsch festgestellt, als er mit Pflanzen experimentierte. Anfangs wurde diese Erscheinung noch ausschließlich der Photosynthese zugeschrieben. Doch die Forschungsergebnisse von Popp und seinem Professorenteam zeigten bald auf, dass es sich dabei um Licht handelt und dass die sogenannte ultraschwache Zellstrahlung ein eigenes Phänomen darstellt. Als Physiker betrachten sie Prozesse in deutlich tieferen Schichten als Biologen es tun, die in der Regel auf der Molekularebene arbeiten.

Bei Photonen handelt es sich um kleinste Lichtteilchen, es sind die Quanten der elektromagnetischen Strahlung. Den für das Auge sichtbaren Teil dieses Spektrums bezeichnen wir als Licht. Photonen transportieren Energie und je höher die Frequenz – und damit je kleiner die Wellenlänge – der Strahlung ist, desto mehr Energie wird übertragen. Je stärker ein elektromagnetisches Feld ist, desto mehr Photonen sind vorhanden. Popp verwendete mit seinem Team ein Gerät, den sogenannten Photomultiplier, womit sich das Licht der Zellstrahlung nachweisen lässt. Es ist das zuverlässigste und stabilste Photonenmessgerät, das je gebaut wurde.

Als Biophotonen werden die in einem lebenden Organismus vorhandenen Photonen bezeichnet, es sind kohärente Lichtquanten. Diese ultraschwache Zellstrahlung hat nichts mit Biolumineszenz zu tun, wie wir sie beispielsweise von Glühwürmchen kennen. Dabei handelt es sich um chemische Prozesse, die jedoch von Photonen ausgelöst werden.

Um die Ordnungsprozesse mittels Biokommunikation im Organismus aufrechtzuerhalten und die entsprechenden chemischen Reaktionen auszulösen, benötigt der Mensch Licht. Biophotonen bilden ein eigenes morphogenetisches Feld, eine Matrize, die alle Strukturen und Prozesse im Organismus steuert. Ohne die ständige Zufuhr von Biophotonenenergie würde diese Ordnung sofort zusammenbrechen. Je höher der Ordnungsgrad – sprich, je kohärenter die Lichtquanten –, desto höher die Informationsspeicherfähigkeit. Biophotonen tragen Informationen von Zelle zu Zelle. Die Kohärenz ist dafür zwingend notwendig; nur wenn sie hoch ist, ist eine gesunde Ordnung gewährleistet. Ein Photon weist ebenso eine Torusform auf, wie wir es vom elektromagnetischen Feld kennen, das einen Menschen umgibt. Dies ist ein schönes Beispiel, wo sich der Mikrokosmos im Makrokosmos spiegelt.

Ohne Licht kein Leben, denn Licht sorgt über die Photonen dafür, dass Atome Moleküle bilden können und die Moleküle wiederum Zellen und diese formen Systeme. Ebenso sorgen Biophotonen dafür, dass pro Sekunde in jeder einzelnen Zelle unseres Körpers etwa 100.000 chemische Reaktionen geordnet und synchron ablaufen und der Organismus gesund erhalten wird. Krankheiten sind laut Popp stets Störungen unseres Regulationssystems, indem äußere und innere Einflüsse für Fehlinformationen und Inkohärenz sorgen. Schlussfolgernd bedeutet es, inkohärente Lichtmuster lassen den Körper erkranken. Popp hat auf diesem Gebiet mit chronisch Kranken, insbesondere mit Krebspatienten, geforscht.

Auf Basis der Kirlianfotografie entwickelte König ein Gerät zur Photonen-Diagnose, das die elektrische Abstrahlung an Finger- und Zehenspitzen aufzeichnet. Die Qualität der Strahlung ermöglicht Aussagen einerseits über den Gesundheitszustand des Organismus, andererseits aber auch über die spirituelle Entwicklung des Menschen.

Die beschriebenen Biophotonenprozesse, ob kohärent oder nicht, erfassen die menschliche Psyche, denn sie werden vom gesamten Bewusstsein, also auch vom Unterbewusstsein, reguliert. Popp äußerte hinsichtlich dessen besonders gerne diesen Satz: „Bewusstsein ist der Transformationsprozess von potenzieller in aktuelle Information."

Lebende Organsimen, und so auch der Mensch, nehmen Biophotonen auf und strahlen ebenso welche ab. Diese Vorgänge bezeichnet man als Photonenabsorption und Photonenemission. Ein interessantes Phänomen ist, dass meditierende Menschen deutlich weniger Photonen abstrahlen. Das bedeutet, sie speichern in sich das Licht stärker und damit können auch chemische Prozesse im Körper besser ablaufen. Bei Lichtmangel und bei inkohärentem Licht leidet die Vitalität und Krankheiten können sich manifestieren. Die Wissenschaft hat längst erwiesen, dass bei mangelhafter Versorgung mit Lichtenergie Organe stark belastet werden.

Die folgenden Grafiken zeigen die Absorption und Emission von Photonen und dass die Elektronen daraufhin auf ein höheres Energieniveau angehoben werden bzw. auf ein niedrigeres Niveau zurückfallen.

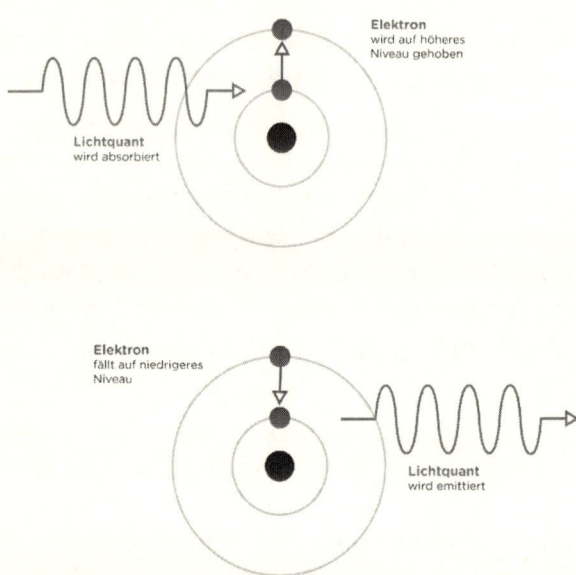

Photonen als Wechselwirkungsquanten sorgen für den Informationsaustausch zwischen den Elektronen. Dieser Austausch findet im Hyperraum statt. Das hat damit zu tun, dass Elektronen astrophysikalisch betrachtet ein schwarzes Loch auf Mikroebene darstellen. Im Kosmos stellen schwarze Löcher – die übrigens ebenfalls die Form eines Torus aufweisen – die Übergangstore in andere Dimensionen und Universen dar. Das Elektron gewährleistet demnach einen Zugang zum Hyperraum und zur universellen Datenbank.

Das spirituelle Herz

Um die Photonenmenge und damit das Energieniveau der Elektronen in unserem System zu erhöhen, lautet die Lösung nun allerdings nicht, sich einfach ins Sonnenlicht zu stellen. Nur wenn wir in einem kohärenten Zustand sind, können wir diese Lichtquanten auch in ausreichender Menge aufnehmen und in unserem System kann die Biokommunikation entsprechend stattfinden.

Das Ziel lautet aber auch nicht, dass wir ganz viel Licht in uns speichern. Auch hier geht es, wie so oft, um die Balance, um das rechte Maß an kohärenten Lichteinheiten in unserem System. Dies setzt eine Ausgewogenheit zwischen Absorption und Emission von Photonen voraus. Der Modus der Herzharmonie gewährleistet diesen Gesamtprozess maßgeblich.

Zweifelsohne fördert der Aufenthalt im Freien die Aufnahme von Photonen über die Haut. Spaziergänge an der frischen Luft sind also auch aus diesem Aspekt heraus empfehlenswert, zumal wir Sonnenlicht heutzutage extrem abschirmen durch UV-undurchlässige Fensterscheiben, lichtabweisende Kleidung und Kosmetika mit hohen Lichtschutzfaktoren. Darüber hinaus nehmen wir auch Photonen über unsere Nahrung auf. Popp stellte fest, dass beispielsweise ein Ei von einem freilaufenden Huhn eine deutlich höhere Photonenmenge aufweist, als ein Ei aus einer Legebatterie. Ein frisch gepflückter ausgereifter Apfel enthält mehr als einer, der monatelang in einem abgedunkelten Kühlraum lagerte.

Wenn ungeordnete Energien in kohärente Photonen umgewandelt werden sollen – diesen Prozess nennt man Superstrahlung –, spielen Wassermoleküle eine beachtliche Rolle. Das Nullpunktfeld gewährleistet die Stabilität des Wasserstoffmoleküls und damit die Stabilität der gesamten Materie. Wasser kann elektromagnetische Signale verstärken und übertragen. Wie wir wissen, besteht der menschliche Körper zu einem Großteil aus Wasser. Vielen sind die Forschungsergebnisse des Alternativmediziners Masaru Emoto bekannt. Seinen Erkenntnissen zufolge nimmt Wasser die Einflüsse von Gedanken und Gefühlen auf, speichert diese und ändert dementsprechend seine molekulare und kristalline Struktur.

Unsere innere Ausrichtung nimmt also wesentlich Einfluss, sowohl auf die Struktur der Wassermoleküle in unserem Körper, als auch auf die Beschaffenheit des elektromagnetischen Feldes, den uns umgebenden Photonenring. Und umgekehrt unterstützt die entsprechende Anzahl an Biophotonen nicht nur physische, sondern auch energetische Prozesse. Dadurch kann das Photonengas in unseren Elektronen in einer höheren Frequenz schwingen und Elektronen können Photonen intensiver untereinander austauschen. Die Kohärenz sorgt dafür, dass ein Informationsaustausch und eine Signalverstärkung stattfinden können.

Je höher die Konzentration von elektromagnetischer Energie im Organismus, desto größer die Liebesenergie. Zumal laut Charon Elektronen direkt mit dem Hyperraum verbunden sind. So sind wir unmittelbar an die Höhere Intelligenz, die Quelle, angebunden. Vergegenwärtigen wir uns, Photonenaustausch ist Liebe! Die Menge und der Kohärenzgrad der Biophotonen sind letztlich das, was Weise und Mystiker Erleuchtung nennen. Mit diesem Lebenslicht wird unsere gesamte Entwicklung, auch die spirituelle, positiv beeinflusst.

In östlichen Glaubensrichtungen versteht man unter Erleuchtung einen energetischen und spirituellen Entfaltungsprozess. Die Ebene der Physik beschreibt das gleiche Geschehen: Lichtquanten, sprich Photonen, sind elektromagnetische Strahlung, also Energie. Je mehr Lichtenergie wir in unser Körpersystem aufnehmen und je kohärenter sich diese Lichtquanten verhalten, desto höher ist die Frequenz unserer Schwingung. Gleichzeitig nimmt der Grad an Bewusstsein und Liebe zu, was eine Verbundenheit mit sich selbst und einer Höheren Intelligenz ermöglicht. Besonders Letzteres deckt sich mit der Definition von Erleuchtung laut Wikipedia: Es ist ein Zustand, bei dem jemand den Eindruck hat, sein Alltagsbewusstsein sei überschritten worden und er habe eine besondere, dauerhafte Einsicht in eine – wie auch immer geartete – gesamtheitliche Wirklichkeit erlangt.

Dieses Empfinden setzt eine hohe Dichte an Biophotonen voraus, denn ein schwaches Photonenfeld schränkt die Empfindungsfähigkeit und damit die innere Wahrnehmung stark ein. Wenn der Austausch an Photonen zwischen den Elektronen verringert ist, dann leidet der Kommunikations- und Informationsfluss – die Verbindung zur Essenz ist quasi unterbrochen oder zumindest deutlich eingeschränkt. Dann können wichtige Botschaften aus dem Unterbewusstsein oder von der Seelenebene nicht mehr ins Bewusstsein durchdringen. Als Ergebnis empfindet man sich wie abgeschnitten und getrennt von sich selbst und fühlt sich müde, krank und depressiv. Diese Gefühle wiederum schwächen das Biophotonenfeld weiter und erhöhen die Inkohärenz – ein Kreislauf setzt sich in Gang.

Dann ist auch der Kommunikationsfluss mit dem Nullpunktfeld nicht mehr ausreichend gewährleistet. Oder in anderen Worten ausgedrückt, ein inkohärenter Gesamtzustand fördert ein inkohärentes Photonenfeld. Wenn dieses mit dem Nullpunktfeld in Verbindung tritt, dann entstehen Resonanzen mit unerwünschten Möglichkeiten, die sich dann auf der Realitätsebene manifestieren. Gut zu wissen, wie wir bewusst wieder in einen kohärenten Modus gelangen, indem wir uns auf unser Herz und auf die Liebe fokussieren.

Universelle Liebe

Die Begrenzung unserer Sprache macht es uns nicht immer einfach, das Phänomen der Liebe wahrhaft zu beschreiben. Sie ist so vielschichtig, das haben wir bereits im Kapitel über die emotionale Ebene der Herzmatrix erfahren. Die Liebe wird allzu oft reduziert auf ihren romantischen oder erotischen Aspekt. Die universelle Liebe ist etwas Fundamentales und sie hat nichts zu tun mit rosaroter Zuckerwatte oder Schmetterlingen im Bauch.

Als stärkste Kraft im Universum ist Liebe ein Elementarprozess, ohne den Leben und Entwicklung nicht möglich wären. Sie ist die physikalische Kraft, die über den Photonenaustausch dafür sorgt, dass wir – im herzkohärenten Modus! – an den Hyperraum andocken können und uns Energie und Information aus dem Nullpunktfeld zugänglich werden. Mit Hilfe der Liebe können sich diese beiden Aspekte vereinen und unsere Wirklichkeit kreieren. Das Bewusstsein als beobachtendes Prinzip ist der Schlüssel, der in das Schloss namens Liebe passt, um die Realitätserschaffung geschehen zu lassen. Bewusstsein im Sinne des bewussten Seins ist Liebe!

Der Biophysiker Dieter Broers bezeichnet Liebe als die ureigenste, elementarste Schwingung und damit als reine Schöpferenergie. Denn wenn Liebe das Handeln steuert, ist das Bewusstsein das beobachtende Prinzip, das Realität generiert. Wir könnten es auch als ein Höheres Bewusstsein bezeichnen, was wiederum der Höheren Intelligenz bzw. Quelle gleichkommt. Das eine ist nicht getrennt vom anderen, sondern ein fließender Übergang.

Der Hyperraum, also das Nullpunktfeld, ist kein Ort irgendwo da draußen oder da oben, er existiert in jedem einzelnen unserer körpereigenen Elektronen sowie in sämtlichen Elektronen von allem, was uns umgibt. Diese Information erachte ich als elementar – wurde den Menschen doch seit Jahrhunderten in den Kirchen geleert, dass Gott und der Himmel „da oben" sind, was schlussfolgernd eine Trennung bedeutet. Durch dieses

Abgeschnittensein vom Meer aller Möglichkeiten bleibt der Zugriff darauf augenscheinlich verwehrt. Schicksalsergeben werden bestehende Umstände hingenommen, und die Möglichkeit des Mitschöpfertums rückt in weite Ferne. Als Folge fühlen sich viele Menschen klein, unbedeutend, alleine und machtlos.

Durch das Bewusstsein, dass wir die Unendlichkeit des Seins – den Hyperraum – in uns tragen, kann sich die gesamte Sichtweise auf das Leben verändern. Wir sind nicht abgetrennte, voneinander unabhängige Wesen, sondern sind Teil eines Großen Ganzen, verbunden und verwoben mit allem Existierenden. So sind wir in der Lage, mit dieser Quelldatenbank zu kommunizieren und gestalterisch zu wirken. Wir befinden uns im steten Austausch mit unseren Zellen, mit anderen Menschen und Lebewesen und mit allem, was ist. Je herzkohärenter und liebevoller diese Kommunikation stattfindet, desto mehr Heilung und Ordnung strahlen wir einerseits aus und empfangen sie wiederum andererseits.

Die universelle Liebe durchdringt alles, was im gesamten Kosmos existent ist. Sie wirkt wie ein Magnet, nicht nur zwischen Elementarteilchen, sondern auch zwischen den Herzen. Jeder Mensch trägt sie in sich, gespeichert in Aberbillionen von Elektronen, in denen sich das Nullpunktfeld ausbreitet.

Pierre Teilhard de Chardin, der durch seine Synthese von Spiritualität und Naturwissenschaft bekannt wurde, sagte einst: „In jedem Teilchen, jedem Atom, jedem Molekül, jeder Materiezelle leben und wirken im Ver-

borgenen die Allwissenheit des Ewigen und die All-
macht des Unendlichen."

Über unser Herz als Kommunikator haben wir jederzeit Zugang zu diesem unendlichen Kraftfeld – wir tragen es in jedem Moment mit und in uns!

Die Suche und Sehnsucht nach dem Urvertrauen in
eine Höhere Führung könnte an dieser Stelle enden
und sich im Bewusstsein jener Liebe ergießen. Schlussendlich erfasst niemand von uns mit rationalem Wissen, ob es Gott, die sogenannte Geistige Welt und ihre
Wesenserscheinungen in der uns vermittelten Form
gibt oder ob es sich um ein reines Glaubenskonstrukt
handelt. Glaube und Zweifel liegen manchmal nah bei-
einander. Mit Glauben meine ich an dieser Stelle nicht
den rein mentalen Aspekt, sondern eine tiefe innere,
unerschütterliche und deutlich wahrnehmbare Überzeugung. Ist uns der Glaube an das Göttliche nur ab-
handengekommen als wir zu Descartes Zeiten Körper
und Geist getrennt haben? Oder ist es an der Zeit, Illu-
sionen hinter uns zu lassen und das anzuerkennen, was
wir alle als innere Wahrheit in uns tragen, den Funken
der universellen Liebe?

Einmal angenommen, es gäbe diesen beschützenden
und behütenden Aspekt dieser Höheren Instanz nicht,
nach dem sich so viele sehnen, den sie aber dennoch
oftmals nicht wirklich in sich wahrnehmen können.
Oder anders ausgedrückt: Es gäbe diese Instanz, die
aus Energie, Liebe und Information – und damit allem,
was ist – bestünde; nicht mehr und nicht weniger. Sie
ist einfach. Sie hätte keine behütende oder gar strafen-

de Funktion, sondern eine nährende, indem sie uns alles zur Verfügung stellte, was wir für unser Sein und unsere Kreationen benötigten. Wie wäre das? Und wie würde sich dies im Leben auswirken? Woran würden wir die universelle Liebe in allen Aspekten unseres Seins erkennen?

Dies ist nun eine reine Hypothese, denn letztlich kann niemand einen ultimativen Beweis bezüglich der genauen Wirkung und Funktion dieser Dimension erbringen, selbst wenn der Hyperraum mathematisch präzise berechnet wurde. Das ist gut so, denn so werden wir – bei aller modernen Wissenschaft und Rationalität – zurückgeworfen auf uns selbst und das, was wir sind. Was immer der Hyperraum und die Quelle für uns bereithalten, so weiß ich doch tief in mir, dass diese universelle Liebe existent ist, denn ich kann sie sehr bewusst fühlen und wahrnehmen.

Ich glaube, es ist an der Zeit, dass wir dieses veränderte Bewusstsein als eine neue Seinsform in jedem Moment im Alltag leben. Immer mehr Menschen praktizieren Meditation und ähnliche Formen der Innenschau, um ihre innere Ausrichtung auf persönliches Wachstum zu lenken. Daran ist selbstverständlich nichts falsch: schlussendlich ist alles richtig, was jedem Einzelnen guttut. Für mich persönlich ist Meditation jedoch oft verbunden mit einem Rückzug, fast Abschotten von den Dingen des täglichen Daseins. In manchen Momenten des Lebens mag das für die Wahrnehmung des eigenen Selbst durchaus notwendig sein. Doch in meinen Augen ist es – besonders in diesen herausfordernden Zeiten, in denen wir leben – umso wichtiger, die Herzharmonie nicht im Rückzug, alleine hinter verschlossenen Türen auszuüben, sondern wach, bewusst und aktiv draußen in der Welt. Sie möchte in möglichst vielen Momenten des Alltags gelebt werden. Die universelle Liebe muss nicht in Übungen erzeugt werden, sie ist der Grundzustand des Seins!

Wenn ich mich in einen herzkohärenten Modus begebe, dann richte ich mich gezielt zu dieser Liebe aus, das ist ein Akt von Bewusstsein. Und selbst in augenscheinlich unwichtigen Momenten, wenn ich eine Blume betrachte in ihrer Schönheit und Perfektion, die Sonne am See hinter den Bergen aufgehen sehe oder das unbeschwerte Lachen eines Kindes erlebe, dann weiß ich tief in mir, das ist Liebe! Liebe in ihrer reinsten Form. Diese Liebe ist gegenwärtig und ich bin mir ihrer bewusst. Sie ist ein Teil von mir, denn ich bin nicht getrennt von ihr, sie fließt in und durch mich. So kann ich bewusst sagen, ich bin Liebe, so wie auch Sie Liebe sind – im Herzen und in jedem einzelnen Elementarteilchen.

Das bedeutet Freiheit im höchsten Maß! In diesem Moment bin ich in vollem Bewusstsein der Schöpfer und Gestalter, der alles erschafft. In bin nicht abhängig von einer wie auch immer benannten Instanz, gleichgültig in welcher Art und Weise diese besteht. Im Sinne der Quantenphysik ist sie ohnehin für jeden in der Form existent, wie er sie sich vorstellt, da er sie mit der Kraft seiner Gedanken und der Macht seines Glaubens erschaffen hat. Auch das ist eine Kreation unseres Seins und damit der Liebe.

Dieter Broers bringt es mit folgenden Worten auf den Punkt: „Ich verstehe mich fortan als aktiven Teil eines kosmischen Ganzen. Es ist eine unendlich freudige Erfahrung, wenn man nicht mehr nach Orientierung suchen muss, sondern sich im Kosmos einer erschaffenden Matrix aufgehoben fühlt."

Dieses Bewusstsein verbunden mit der folgenden Übung ermöglicht Ihnen, sich mit Ihrem gesamten Sein an diese universelle Liebe anzubinden. Wenn Sie diese Liebe bewusst in allen Dimensionen – der physischen, mentalen, emotionalen, energetischen, generativen, essenzialen und spirituellen – wahrnehmen können, dann fühlen und erleben Sie die Seinskohärenz.

Übung Seinskohärenz

1. Stellen Sie sich aufrecht hin und werden Sie sich Ihrer inneren Größe einen Moment lang intensiv bewusst. Wenn Sie Ihre Beine hüftbreit aufstellen und Ihre Arme etwas ausbreiten, können Sie einen festen Stand einnehmen.

2. Versetzen Sie sich nun in den Modus der Herzkohärenz. Richten Sie Ihre Aufmerksamkeit auf Ihr Herz, Ihre Atmung und Ihre positiven und bejahenden Gefühle. Wenn Sie bereits etwas geübt sind, werden Sie diesen Dreischritt nicht mehr benötigen – allein der Fokus aufs Herz wird genügen, und die Kohärenz stellt sich rasch ein.

3. Stellen Sie sich vor, dass mit dem Einatmen ein kristallweißes Licht durch Ihre Schädeldecke in Ihren Körper ein- und durch Ihre Fußsohlen wieder ausströmt. Beim nächsten Einatmen lassen Sie das Licht durch Ihre Fußsohlen ein- und durch Ihre Schädeldecke wieder ausfließen. Setzen Sie dieses Atemmuster fort.

4. Machen Sie sich dabei bewusst, dass dieser Lichtstrahl die universelle Liebe symbolisiert, die Sie durchströmt und mit allem verbindet, was ist.

5. Halten Sie Ihren Bewusstseinsfokus mit diesem Atemmuster einige Minuten genussvoll aufrecht. Sie können es förmlich als Auftanken bezeichnen. Beenden Sie die Übung mit einem Ausatmen durch die Fußsohlen.

Das spirituelle Herz – Fazit und Nutzen

❖ *Spirit und Esprit, von lateinisch spiritus bedeutet – ebenso wie Psyche – Geist, Hauch oder Atem.*

❖ *Spiritualität ist das geistige Prinzip – im Gegensatz zur materiellen Ebene. Sie bedeutet die bewusste Beschäftigung mit Sinn- und Wertfragen unseres Daseins.*

❖ *Sinn und Bedeutung sind die Grundlage für Realitätsschaltung und damit die Basis für eine bewusste, sinnerfüllte Lebensgestaltung. Selbstermächtigung bedeutet, Lebenssinn und Lebensglück selbst zu erschaffen.*

❖ *Die meisten Menschen vertrauen in eine Höhere Intelligenz, ganz gleich, wie sie diese für sich benennen.*

❖ *Quantenphysikalisch bedeutet der Hyperraum die vier geistigen der insgesamt zwölf Dimensionen des Universums. Aus diesem Hyperraum geht ELI hervor – Energie, Liebe und Information. Er ist die Quelle für die Entstehung von allem, was ist.*

❖ *Menschen sind oft im Außen auf der Suche nach Sinn und Bedeutung, Halt und Vertrauen. Die Verbindung zur eigenen Essenz befähigt zur Wahrnehmung der innewohnenden Wahrheit und Gewissheit. Der Schlüssel zum Herz ist die Herzkohärenz.*

❖ *Biophotonen, sprich kohärente Lichtquanten, sorgen für den höchstmöglichen Ordnungsgrad im menschlichen Körper, sowohl auf Zell- als auch auf Quantenebene. Das ermöglicht Gesundheit und Vitalität.*

❖ *Die entsprechende Menge und der Kohärenzgrad der Photonen in den körpereigenen Elektronen können spirituell auch als Erleuchtung bezeichnet werden.*

❖ *Bewusstsein und die universelle Liebe sind der Schlüssel, um sich ans Nullpunktfeld anzuschließen und sich die Höhere Intelligenz zugänglich zu machen.*

Hinweis für Berater und Coaches

Das Thema Spiritualität spielt in Coachings dann eine Rolle, wenn der Klient – bewusst oder unterbewusst – keine Anbindung an eine Höhere Intelligenz wahrnimmt, wie immer er diese für sich benennt.

In seinem täglichen Leben äußert sich das meist in einem hohen Grad an Kontrolle, die er auszuüben versucht. Er zeigt wenig Vertrauen in Gegebenheiten, andere Menschen und besonders sich selbst. Sich um alles kümmern, alles im Griff haben und wenig Delegation sind oft deutliche Merkmale. Auch zeigen sich häufig Existenzängste und andere furchtsame Zustände. Selbst Flug- oder Platzangst könnten (müssen nicht!) ein Hinweis auf dieses Thema sein. Ängste können subtil in Form von Sorgen oder als Phobie auch sehr dominant wahrgenommen werden. Wie wir wissen gehört Letzteres in die Hände eines fachkundigen Psychotherapeuten.

Coaching versteht sich fern jeglicher religiöser und konfessioneller Dogmen. Das Ziel eines Heartness Coachings lautet daher für mich nicht, dass der Klient einen Glauben oder ein Gottesbild aufbaut. Wenn er eines hat, bleibt es ihm selbstredend unbenommen. Es geht vor allem darum, dass er bewusst in Kontakt ist mit seiner Essenz und dem, was wir universelle Liebe nennen. Er selbst ist derjenige, der den Dingen Sinn und Bedeutung verleiht und damit seine Wirklichkeit in jedem Moment gestaltet. Dieses Bewusstsein gibt ihm eine innere Gewissheit und damit eine spürbare Gelassenheit, dem Fluss des Lebens zu vertrauen.

Es kommt die Zeit, wo sehr bewusst
das Herz beginnt zu schlagen.

Karl Stelter

Herzbewusstsein

Herzbewusstsein

Wenn Heartness als holistisches Herzbewusstsein in unserem Leben Einzug hält, dann wird es zur Lebenshaltung. Heartness beinhaltet viel mehr als das Wissen um die umfangreichen Funktionen des Herzens, mehr als die Kenntnis der Matrix, mehr als das Anwenden von Übungen.

Es ist das tiefgründige Bewusstsein, dass das Herz der Schlüssel ist für unsere Lebenskraft und unser Lebensglück. Der holistische Gedanke – die griechische Silbe *holon* bedeutet *das Ganze* – drückt aus, dass das Herz nicht eine einzige, gesonderte Funktion hat, sondern eine Vielzahl von Funktionen in vielschichtiger Weise. Es ist gleichzeitig ein Regulator, Kommunikator und Generator sowie ein Synchronisierer, Energetisierer und Harmonisierer.

Meine Vision ist, dass viele Menschen ihre Herzpräsenz einnehmen und ihr Herzbewusstsein wahrhaft leben. Es würde bedeuten, dass Menschen mehr Verantwortung für ihre Gesundheit, Vitalität und ihr Wohlbefinden übernehmen. Herzkrankheiten und Depression als Volkskrankheiten Nummer eins könnten rückläufig werden, Alterungsprozessen und Demenz würde entgegengewirkt werden.

Menschen würden gezielt ihre Realität erschaffen und sich ein zufriedenes Leben gestalten. Sie wären sich ihrer inneren Kraft und Stärke bewusst. Es könnte mehr Selbstermächtigung und damit weniger Abhängigkeit und Manipulation bedeuten.

Vor allem würden Menschen, wenn sie mit ihrem Herzen und ihrer Essenz verbunden sind, einen tiefen inneren Frieden erleben. Ein profundes und beständiges Wohlgefühl würde die Basis schaffen, um sich eins zu fühlen mit sich selbst und allem, was ist. Diese tief empfundene Liebesenergie würde über das kohärente elektromagnetische Feld in die Welt ausstrahlen. Statt Leid zu erzeugen und Hass zu schüren, könnten Frieden, Freude und Leichtigkeit gelebt werden.

Heartness als Lebenshaltung bedeutet Zukunftskompetenz. Sie setzt voraus, sich dieser Herzheit nicht nur stets bewusst zu sein, sondern sie sich auch jederzeit zugänglich machen zu können. Was wir zusätzlich zur Herzkohärenz dafür benötigen, ist unsere bewusste Anwesenheit im Hier und Jetzt. In der heutigen Schnelllebigkeit – die wir daran erkennen, dass Zeit wie im Fluge vergeht – ist unsere Ich-Wahrnehmung oft reduziert, weil unsere Aufmerksamkeit durch eine Vielzahl von Ablenkungen irgendwo im Außen gebunden ist. Dann sind wir förmlich außer uns. Gegenwart ermöglicht die eigene bewusste Gegenwärtigkeit, den Zugang zum wahren Sein.

Die Herzpräsenz veranschaulicht diese Gegenwärtigkeit bereits in der Wortgebung. Präsenz – abgeleitet von Präsens – bedeutet das Gewahrsein im Jetzt. Darüber hinaus beinhaltet sie auch ein Präsent. Es ist das Geschenk, das wir uns selbst machen, in jedem einzelnen herzharmonischen Moment. Wir haben die Wahl, es ist unsere Entscheidung.

Der Neurobiologe und Hirnforscher Gerald Hüther äußerte sich in einem Interview mit dem Magazin *Eco World – bewusst besser leben* zum Thema Lebenshaltung folgendermaßen: „Es ist ganz einfach. Ich will mein Leben so gestalten, dass ich mich in mir selbst wohl fühle. Dass ich jeden Augenblick als ein Geschenk, das ich mir selbst bereite, genießen kann. Ich will achtsam und behutsam mit anderen und allem, was mich umgibt, umgehen. Will mich verbunden fühlen und gleichzeitig frei. Eigentlich will ich nichts anderes als das, was alle anderen Menschen auch wollen – glücklich sein. Neurobiologisch heißt das Kohärenz. Dies ist ein Zustand wo alles zusammenpasst, wo mein Denken, Fühlen und Handeln übereinstimmen, wo ich mich unbefangen, ohne Vorurteile und ohne Erwartungen auf all das einlassen kann, was es in der Welt zu entdecken und zu gestalten gibt. Auch zu Hause und auch im Beruf. Das ist es, was ich will, und deshalb treffe ich meine Entscheidungen so und versuche, so zu leben, dass mir das auch gelingt."

Besten Dank, Herr Professor Hüther, treffender hätten Sie Inhalt und Nutzen von Heartness nicht beschreiben können.

Anhang

Glossar

Adrenalin

Ein im Nebennierenmark gebildetes Stresshormon; es steigert Herzfrequenz und Blutdruck und ermöglicht die schnelle Bereitstellung von Fett- und Energiereserven. Es baut sich im Körper deutlich schneller ab als Kortisol. In der Medizin wird es als Notfallmedikament bei Herzstillstand verwendet.

Atom

Die Bausteine, aus denen Materie besteht; sie setzen sich aus den 92 Elementen des chemischen Periodensystems zusammen. Einst dachte man, dies sind die kleinsten Teilchen in der Natur (*atomos* = griech. *unteilbar*); die moderne Quantenphysik belegt, dass es auf subatomarer Ebene deutlich kleinere Elementarteilchen gibt.

Autonomes (vegetatives) Nervensystem

Der Teil des Nervensystems, der die meisten unwillkürlichen Körperfunktionen reguliert. Er besteht aus zwei Ästen (Sympathikus und Parasympathikus). Herz, Gehirn, Immunsystem, Hormonsystem, Atmung und Verdauungsorgane stehen alle über das autonome Nervensystem in Verbindung.

Biophotonen

Siehe → Photonen

Dekohärenz

Der Vorgang, wenn auf der Quantenebene die Welle mit der Umgebung in Wechselwirkung tritt und beim Übergang vom potenziellen zum manifesten Zustand die Wellenfunktion zusammenbricht, so dass Teilchen entstehen.

DHEA (Dehydroepiandrosteron)
Ein Hormon der Nebennierenrinde; oft als „Anti-Aging-Hormon" beschrieben. Es fördert Wohlbefinden, die Regeneration und das gesunde Wachstum von Zellen. Oft wird es auch als Jungbrunnen-Hormon bezeichnet.

Elektromagnetisches Feld
Ein Kraftfeld, das sich aus elektrischen und magnetischen Feldern zusammensetzt und Energiewellen mit Lichtgeschwindigkeit aussendet.

Elektron
Elementarteilchen mit negativer elektrischer Ladung; es hält sich in der Atomhülle auf, die auch Elektronenhülle genannt wird. In der Heim'schen Quantenfeldtheorie werden ihm Eigenschaften des menschlichen Bewusstseins zugeschrieben.

ELI
ELI ist die Abkürzung für Energie, Liebe, Information. Eine Bezeichnung des Physikers Michael König für eine Höhere Intelligenz bzw. Gott.

Essenz
Das Wesentliche, den wahren Wesenskern eines Menschen, sein Selbst, sein wahres, eigentliches Sein, seine Seele.

Essenzelektronen
Die Art von Elektronen, die im menschlichen Organismus den größten Gruppenzusammenhalt darstellen. Sie bilden das, was wir Essenz oder Seele nennen. Sie haben ein Bewusstsein und ein Gedächtnis und speichern alles, was ein Lebewesen je erlebt, gedacht und gefühlt hat.

Eta-Teilchen
Zusammengesetzte, extrem kurzlebige Teilchen, die nach kurzer Zeit in weitere Elementarteilchen, wie Photonen, Elektronen, Positronen und Neutrinos, zerfallen.

Explizite Ordnung

Ein Modell nach David Bohm: Die ganze bekannte und von uns wahrgenommene Welt unabhängiger Objekte, die individuelle Wahrnehmung und Interpretation der Wirklichkeit. Siehe auch → implizite Ordnung

Herzintelligenz

Ein Begriff, der geprägt wurde, um die Vorstellung vom Herzen (medizinisch und metaphorisch) als einem intelligenten System zum Ausdruck zu bringen, das sowohl Emotionen und Gedanken als auch Körperfunktionen ins Gleichgewicht und in die Kohärenz bringen kann.

Herzratenvariabilität (HRV)

Die üblichen Schwankungen der Herzfrequenz von Schlag zu Schlag. Die Analyse der Herzratenvariabilität ist ein wichtiges Mittel, um die Funktion und das Gleichgewicht des autonomen Nervensystems zu beurteilen. Sie ist ein maßgeblicher Indikator für den Alterungsprozess, die Gesundheit des Herzens und die Vitalität allgemein.

Hyperraum

Die von Burkhard Heim errechnete neunte bis zwölfte Dimension, bestehend aus hochsymmetrischen, zeitlosen Strukturen. Von Heim als reines Geistfeld bezeichnet.

Immunglobuline (z.B. IgA)

Immunglobuline sind Antikörper des Immunsystems und eine der ersten Verteidigungslinien des Körpers gegen Infekte. Durch Messung der IgA-Konzentration kann man Stress nachweisen.

Implizite Ordnung

Ein Modell nach David Bohm: Eine sinngebende übergeordnete Realität, die in ein Hologramm eingeschlossen oder eingefaltet ist. Erst wenn sie gewissermaßen entfaltet wird, ist sie im Außen als Wirklichkeit wahrnehmbar.

Siehe auch → explizite Ordnung

Inkohärenz

Wenn ein System keine Ordnung und Harmonie aufweist, Wellen nicht phasengleich und Abläufe nicht synchron sind. Gegenteil von → Kohärenz

Intelligenz

Die Einsicht, das Erkenntnisvermögen, die kognitiven Fähigkeiten des Menschen. Sie bezeichnet im weitesten Sinne die Befähigung zum Erkennen von Zusammenhängen, Verstehen, Abstrahieren, Lösen von Problemen, Anwenden von Wissen und Verwenden von Sprache.

Intuition

Die Intelligenz und das Verständnis, die die logischen, linearen, kognitiven Prozesse ‚umgehen'. Die Fähigkeit des ‚unmittelbaren' Wissens, das quasi instinktiv, ohne bewusstes Nachdenken, genutzt werden kann. Man spricht auch von einem reinen, nicht angelernten Wissen mit einer schnellen und unmittelbaren Erkenntnis.

Kohärenz

Eine logische Verbindung, innere Ordnung oder Harmonie zwischen den Bestandteilen eines Systems. In der Physik werden Wellenformen dann als kohärent bezeichnet, wenn sie phasengleich sind, so dass ihre Energie sich ergänzt. Wenn ein System kohärent ist, geht keine Energie verloren, weil alle Teile synchron zusammenwirken.

Kohärenz des Herzens

Ein Zustand der Herzfunktion, in der der Herzrhythmus und die elektrischen Signale äußerst harmonisch sind. Positive Emotionen wie Liebe, Fürsorge und Wertschätzung verbessern die Kohärenz des Herzrhythmus. Bei einem kohärenten

Herzrhythmus sind die Muster der Gehirnwellen mit der Variabilität der Herzfrequenz in Harmonie; das Gleichgewicht des Nervensystems und die Immunfunktion werden verbessert; die Körperfunktionen laufen harmonischer und effizienter ab.

Kortex (Großhirnrinde)

Der am höchsten entwickelte Bereich des Gehirns, der alle Fähigkeiten höherer Ordnung steuert; darunter fallen Sprache, Kreativität und Problemlösung. Die Großhirnrinde entwickelt, wie andere Gehirnzentren auch, das ganze Leben lang ständig neue neuronale Verbindungen.

Kortikale Hemmung

Eine Abnahme der Synchronisation oder Reduktion der Kortex-Aktivität, die von einem inkohärenten Herzrhythmus herrührt, und daraus resultierende Nervensignale, die bei Stress und negativen emotionalen Zuständen vom Herz an das Gehirn gesandt werden. Dies äußert sich in der mangelnden Fähigkeit, Entscheidungen zu treffen, was zu unangebrachten oder kurzsichtigen Entscheidungen, ineffektiver oder impulsiver Kommunikation und einer mangelnden körperlichen Koordination führt.

Kortisol

Ein Hormon, das besonders in chronischen Stresssituationen in der Nebennierenrinde gebildet wird. Es baut sich im Körper nur sehr langsam ab. Zu viel Kortisol schadet dem Körper in vielerlei Hinsicht und kann Gehirnzellen im Hippocampus (Bereich des Gehirns, der mit Lernen und Gedächtnis assoziiert wird) zerstören. Es stört das gesunde Zellwachstum und beschleunigt Alterungsprozesse.

Limbisches System

Die Funktionseinheit im Gehirn, die eine übergeordnete Rolle bei der Steuerung vegetativer und hormoneller Vorgänge spielt. Sie dient der Verarbeitung von Emotionen und der Entstehung von Triebverhalten. Auch Affekte (wie z.B. Furcht, Wut) nehmen vom limbischen System ihren Ausgang.

Materie

Das, woraus Lebewesen als auch Gegenstände aufgebaut sind. Sie besteht chemisch und biologisch gesehen aus Atomen, die Moleküle bilden. Quantenphysikalisch betrachtet besteht Materie nicht wirklich (sie wird aus Energie und Information hervorgerufen), da Atome nahezu massefrei sind.

Morphische Felder

Von Rupert Sheldrake definierte Informationsfelder, die als Verhaltensfelder dienen. Sie beziehen sich nicht auf Form und Gestalt, sondern auf das Verhalten im sozialen oder kulturellen Kontext von Lebewesen.

Morphogenetische Felder

Der Ort, an dem laut Rupert Sheldrake die Blaupause für jede materielle Struktur hinterlegt ist. Ein Informationsfeld, das allem einen präzisen Plan zugrunde legt. Morphogenetische Felder sind formgebend für die Entwicklung von biologischen, physikalischen oder chemischen Strukturen.

Nervensystem

Das System von Zellen, Geweben und Organen, das die Reaktionen des Körpers auf innere und äußere Reize koordiniert und reguliert. Bei Menschen und Wirbeltieren besteht das Nervensystem aus Gehirn, Rückenmark, Nerven und Ganglien (Nervenknoten).

Neuron (Nervenzelle)

Ein Neuron ist die kleinste strukturelle und funktionelle Einheit des Nervengewebes. Es ist eine auf Erregungsleitung spezialisierte Zelle, die Bestandteil des Nervensystems höherer Lebewesen ist. Neuronen stehen mit anderen Empfängerzellen über Synapsen (Kontaktstellen von Nervenzellen) in Verbindung.

Nullpunktfeld

Der Kann-sein-Zustand, der sich in der Elektronenhülle des Atoms befindet. Ein Energiefeld, aus dem sich verschiedene Wahrscheinlichkeiten manifestieren können. Man nennt es auch Vakuumfeld oder Psi-Feld. Die Namensgebung kommt daher, dass die enorme Energiemenge, die durch die ständige messbare Wechselwirkung von Quantenpartikeln entsteht, auch dann noch nachweisbar ist, wenn die Temperatur unter dem absoluten Nullpunkt (-273 Grad Celsius) liegt.

Oxytozin

Das Hormon für Liebe und soziale Interaktion. Oxytozin schafft zwischenmenschliche Nähe, baut Stress ab, macht uns großzügig und hilft gegen Depressionen. Es ist ausschlaggebend dafür, ob wir Vertrauen fassen, Nähe zulassen und eine stabile Bindung zu einem anderen Menschen entwickeln können. Dieses hauptsächlich vom Herzen produzierte Hormon ist in der Lage, Stresshormone herunterzuregulieren, so dass der Körper deutlich weniger Stressreaktionen zeigt und sich das Wohlgefühl entsprechend erhöht.

Parasympathikus

Der Ast des autonomen Nervensystems, der die Körperfunktionen verlangsamt oder entspannt. Er ist mit den Bremsen eines Autos vergleichbar. Viele bekannte Krankheiten und Störungen stehen mit einer eingeschränkten Funktion des Parasympathikus in Verbindung. Der Parasympathikus sorgt für Regeneration. Er wird in der Medizin und Stressforschung auch als Ruhenerv bezeichnet.

Photonen

Bei Photonen handelt es sich um kleinste Lichtteilchen; es sind die Quanten der elektromagnetischen Strahlung. Je stärker ein elektromagnetisches Feld ist, desto mehr Photonen sind vorhanden. Photonen transportieren Energie. Als Biophotonen werden die in einem lebenden Organismus vorhandenen Photonen bezeichnet, es sind kohärente Lichtquanten.

Pregnenolon

Ein sogenannter Neurotransmitter (Botenstoff) und Ausgangsstoff für die meisten Steroidhormone, darunter Kortisol und Dehydroepiandrosteron (DHEA). Es wird überwiegend in den Nebennierenrinden produziert.

Quanten

Die kleinsten bekannten Teilchen; die kleinste, nicht mehr weiter unterteilbare Einheit der uns umgebenden Wirklichkeit. Sie können sowohl als Welle oder als Teilchen auftreten. Energie kann nur in bestimmten Portionen, den Quanten, übertragen werden.

Quelle

Die Höhere Ebene oder Höhere Intelligenz, die alles hervorbringt, was ist. Eine neutrale Begrifflichkeit für die religiös-spirituelle Gottesbezeichnung oder für das quantenphysikalische Prinzip des Hyperraums.

Seele

Siehe → Essenz

Spin

Der Spin (= Drehung, Drall) ist der Eigendrehimpuls von Teilchen. Spins existieren – genau wie Elektronen – nur, wenn sie beobachtet werden. Der Spin codiert die Eigenschaften von Elementarteilchen und Atomkernen. Das Bewusstsein kann die Spins der Elementarteilchen und damit auch Molekülverbindungen verändern, was Auswirkung auf Struktur, Gestalt und Funktion hat. Spins sind Spiralbewegungen. Die Spirale spielt in allen Kulturen eine wichtige Rolle, sie symbolisiert das Leben und dessen Entstehung.

Sympathikus

Der Ast des autonomen Nervensystems, der die Körperfunktionen beschleunigt, der uns auf Aktion im Sinne von Bewegung oder Handeln vorbereitet. Er ist mit dem Gaspedal im Auto vergleichbar. Die Kampf-Flucht-Reaktion auf Stress aktiviert den Sympathikus, sorgt für eine Kontraktion der Blutgefäße, für ein Steigen der Herzfrequenz und für viele andere körperliche Reaktionen.

Vakuum

Ein Vakuum ist ein Raum, der keine Teilchen, also keinerlei Materie aufweist. Nach physikalischen Erkenntnissen ist es dennoch kein leerer Raum, da er angefüllt ist mit Energie, beispielsweise in Form von elektromagnetischen Wellen.

Vakuumfeld

Siehe → Nullpunktfeld

Viele-Welten-Deutung

Dieses Modell beschreibt mehrere Parallel-Welten, in denen die verschiedenen Kann-sein-Zustände jeweils Realität sind. Solange keine Beobachtung stattfindet, überlagern sich die jeweiligen Realitäten und existieren so lange parallel, bis die Messung einer von ihnen in unserer Welt den Vorzug gibt. Die Einführung einer fünften Dimension erlaubt die Vorstellung, dass sich überlagernde Realitäten nebeneinander existieren und wiederum von einer höheren Realität – dem Hyperraum – umschlossen werden.

Wechselwirkung

In der Quantenphysik werden die Anziehungs- oder Abstoßungskräfte, also die Interaktionen, zwischen Teilchen als Wechselwirkung bezeichnet. Es ist die Weise, über die sich physikalische Objekte gegenseitig beeinflussen können.

Welle-Teilchen-Dualismus

Auf der Quantenebene lässt sich nicht mehr zwischen Teilchen oder Welle unterscheiden, denn sie können gleichzeitig in beiden Erscheinungsformen auftreten. In der Quantenwelt existiert somit keine zweiwertige Logik im Sinne von Ja oder Nein bzw. Entweder-oder. Auf dieser Ebene herrscht vielmehr ein Sowohl-als-auch. Etwas, das noch unentschieden und daher nicht greifbar ist.

Zellgedächtnis

Eine Theorie, die besagt, dass Informationen nicht nur im Gehirn, sondern möglicherweise auch in den Zellen anderer Organe – besonders im Herzen – gespeichert sind. Organempfänger berichten überdurchschnittlich häufig von einer Veränderung ihrer Persönlichkeit, nachdem sie ein fremdes Organ empfangen hatten.

Literaturhinweise

Braden, Gregg: Der Realitäts-Code: Wie Sie Ihre Wirklichkeit verändern können – KOHA Verlag

Braden, Gregg: Im Einklang mit der göttlichen Matrix: Wie wir mit allem verbunden sind – KOHA Verlag

Broers, Dieter: Gedanken erschaffen Realität: Die Gesetze des Bewusstseins – Heyne Verlag

Broers, Dieter: Der Matrix Code – Trinity Verlag

Bryner, Andy und Markowa, Dawna: Die lernende Intelligenz: Denken mit dem Körper – Junfermann Verlag

Childre, Doc und Martin, Howard: Die HerzIntelligenz-Methode: Gesundheit stärken, Probleme meistern mit der Kraft des Herzens – VAK Verlag

Childre, Doc und Rozman, Deborah: Stressfrei mit HerzIntelligenz: Gelassen und voller Energie in 5 Schritten – VAK Verlag

Childre, Doc und Cryer, Bruce: HerzIntelligenz im Unternehmen – VAK Verlag

Dennison, Paul E. und Dennison, Gail E.: Brain-Gym – das Handbuch – VAK Verlag

Dennison, Paul E. und Dennison, Gail E.: Brain-Gym fürs Büro – VAK Verlag

Dietz, Armin: Ewige Herzen – Kleine Kulturgeschichte der Herzbestattungen – Urban und Vogel Verlag

Dürr, Hans-Peter: Es gibt keine Materie! – Crotona Verlag

Frankl, Viktor E.: Der Mensch vor der Frage nach dem Sinn: Eine Auswahl aus dem Gesamtwerk – Piper Verlag

Goleman, Daniel: EQ: Emotionale Intelligenz – Deutscher Taschenbuch Verlag

Hüther, Gerald: Bedienungsanleitung für das menschliche Gehirn – Vandenhoeck & Ruprecht Verlag

Hüther, Gerald: Biologie der Angst. Wie aus Stress Gefühle werden – Vandenhoeck & Ruprecht Verlag

Institute of HeartMath: Forschungsergebnisse zur HerzIntelligenz-Methode – VAK Verlag

Kever, Céline: Quantenherz – Windpferd Verlag

König, Michael: Burnout – Das quantenmedizinische Heilkonzept – Scorpio Verlag

König, Michael: Das Urwort: Die Physik Gottes – Heyne Verlag

Lipton, Bruce: Intelligente Zellen: Wie Erfahrungen unsere Gene steuern – KOHA Verlag

Lipton, Bruce: Der Honeymoon-Effekt: Liebe geht durch die Zellen – KOHA Verlag

Lipton, Bruce und Bhaerman, Steve: Spontane Evolution: Unsere positive Zukunft und wie wir sie erreichen – KOHA Verlag

McTaggart, Lynne: Das Nullpunkt-Feld: Auf der Suche nach der kosmischen Ur-Energie – Goldmann Verlag

Motoyama, Hiroshi: Chakra-Physiologie: Die subtilen Organe des Körpers und die Chakra-Maschine – Aurum Verlag

Ornish, Dean: Revolution in der Herztherapie: Der Weg zur vollkommenen Gesundheit – Lüchow Verlag

Pearsall, Paul: The Heart's Code – Harmony Verlag | Deutsche Ausgabe: Heilung aus dem Herzen – Goldmann Verlag

Peters, Markus: Gesundmacher Herz: Wie es uns steuert, verbindet und heilt. Der geniale Impulsgeber für Körper und Seele – VAK Verlag

Seefelder, Frank: Die fünf Elemente: Die Wandlungsphasen – altes und neues Wissen – Stb Verlag

Sheldrake, Rupert: Das schöpferische Universum – Nymphenburger Verlag

Sieczka, Helmut G.: Chakra; Energie und Harmonie durch Atem – Goldmann Verlag

Spitzer, Manfred: Rotkäppchen und der Stress: (Ent-)Spannendes aus der Gehirnforschung – Wissen und Leben Verlag

Starkmuth, Jörg: Die Entstehung der Realität: Wie das Bewusstsein die Welt erschafft – Goldmann Verlag

Sylvia, Claire: Herzensfremd; Wie ein Spenderherz mein Selbst veränderte – Bastei Lübbe Verlag

Valandrey, Charlotte: Mein fremdes Herz – Piper Verlag

Warnke, Ulrich: Quantenphilosophie und Spiritualität – Scorpio Verlag

White, Ruth: Das Chakren Handbuch; Energiearbeit auf physischer, emotionaler und mentaler Ebene – Econ Verlag

ECO-World: Bewusst besser leben – ALTOP Verlags- und Vertriebsgesellschaft mbH

raum & zeit Magazin für die neue Dimension der Wissenschaft: Quantenphysik und Bewusstsein – Ehlers Verlag

Danksagung

Dieses Buch ist im wahrsten Sinne eine Herzensangelegenheit. So danke ich zuallererst meinem Leben, dass es mich in einem besonderen Moment mit dem Modell der Herzkohärenz in Verbindung gebracht hat. Das hat mir nicht nur auf vielen Ebenen enorm gut getan, es hat auch den inneren Forscher in mir geweckt. Ausbildungen, Kongresse, Literatur, Recherchen und vor allem die Erfahrung mit und durch Menschen in meiner Arbeit hat mich mit der Thematik immer tiefer und intensiver verbunden.

Einen tief empfundenen Dank richte ich an meinen Mann Wulf-Peter. Dass er von Herzen dieses wundervolle Leben mit mir teilt, dass wir gemeinsam forschen, entwickeln und wirken, so dass bereits zahlreiche Menschen davon in unseren Ausbildungen und Coachings profitieren konnten.

Große Wertschätzung und Dankbarkeit bringe ich dem Facharzt für Allgemeinmedizin Markus Peters entgegen für das Redigieren des Buches, besonders all der biomedizinischen Abschnitte sowie dem Quantenphysiker Dr. Michael König für das Korrekturlesen der Seiten über Quantenphysik. Meiner Lektorin Ulrike Prochazka bin ich dankbar für ihr sprachliches Geschick und ihre wertvollen Hinweise.

Zu guter Letzt möchte ich ein großes Dankeschön an alle meine Lebenslehrer und Lebensbegleiter aussprechen, besonders meiner engsten Familie.

Danke an alle, die dieses Buch ermöglicht haben.

Über die Autorin

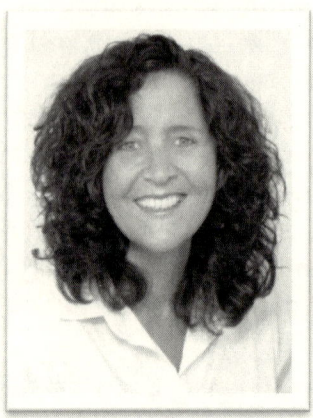

Melanie Grimm ist Holistic Coach und Spezialistin für ein holistisches Herzbewusstsein. Sie ist Expertin für zielgerichtete Kommunikation und professionelles Coaching. Ursprünglich aus einem kaufmännischen und dienstleistungsorientierten Beruf kommend sowie durch langjährige Führungserfahrung in der Personalentwicklung auf Konzernebene ist ihr die direkte Arbeit mit Menschen sehr vertraut. Dabei steht für sie im Vordergrund, vielfältige Potenziale und Ressourcen eines jeden Einzelnen umfassend zu entfalten.

Seit 1995 begleitet und coacht sie Fach- und Führungskräfte in Unternehmen sowie Privatpersonen in Qualifizierungs- und Veränderungsprozessen. Gemeinsam mit ihrem Mann leitet sie Seminare zu lebensgestaltenden Themen, bietet Einzelcoachings an und bildet Holistic Coaches aus.

Im Workshop versteht sie sich als Impulsgeberin für handlungsorientierte und alltagstaugliche Umsetzungshilfen; im Coaching erlebt man sie als Begleiterin durch Wachstums- und Entwicklungsprozesse.

Diverse kinesiologische, systemische und psychologische Weiterbildungen, die Ausbildungen zum zertifizierten HeartMath-HerzIntelligenz-Coach und -Trainer sowie langjährige Erfahrung in der Praxis bilden das Fundament ihrer Arbeit. Sie lebt mit ihrem Mann am Ammersee bei München.

Wenn Sie mit Melanie Grimm in Kontakt treten möchten, fühlen Sie sich herzlich eingeladen, die folgenden Seiten zu besuchen:

www.heartness.de
www.lifevision.de

Heartness Coaching

Wenn Sie Sinn, Zufriedenheit und Stabilität suchen, Ihr Leben bewusst gestalten und dessen Herausforderungen kraftvoll meistern möchten, dann lassen Sie sich von einem zertifizierten Heartness Coach in diesem Prozess begleiten.

Das Heartness Coaching nutzt die tiefgreifenden Aspekte der sieben Herzmatrixebenen und ermöglicht Ihnen physisches, mentales und emotionales Wohlbefinden. Es bewirkt Vitalität, Resilienz und fördert Verjüngungsprozesse. Erleben Sie ein tiefes Verbundensein mit sich selbst, Ihrer inneren Weisheit und allem, was ist. So werden Sie zum aktiven Gestalter Ihres Seins, indem Sie das Prinzip der Kohärenz vielschichtig in Ihr Leben integrieren.

Heartness Coachausbildung

Wenn Sie sich berufen fühlen, als Heartness Coach Menschen zu begleiten, dann haben Sie die Möglichkeit, die Heartness Methode und ihren intensiven Transformationsprozess zu erlernen. Die Ausbildung bietet Ihnen zugleich eine tiefgreifende Selbstentwicklung. Sie schließt mit einer Zertifizierung ab, die Ihnen ermöglicht, die Methode sowohl bei Privatkunden als auch in der Wirtschaft anzuwenden.

Mehr Informationen erhalten Sie unter:

www.heartness.de und www.lifevision.de

Heartness Kartenset

Für Berater und Coaches sowie für Anwender von Heartness im Alltag gibt es ein einzigartiges Kartenset. Es beinhaltet insgesamt 49 Karten, jeweils sieben Karten für jede der sieben Herzmatrixebenen.

Die Karten vermitteln Impulse und Hinweise, die es Ihnen erleichtern, aktuelle persönliche Entwicklungsthemen zu begleiten, und sie geben Anregungen, die einzelnen Aspekte der sieben Dimensionen der im Buch beschriebenen Herzmatrix auf einfache Weise ins Leben zu integrieren.

Erhältlich unter: www.heartness.de

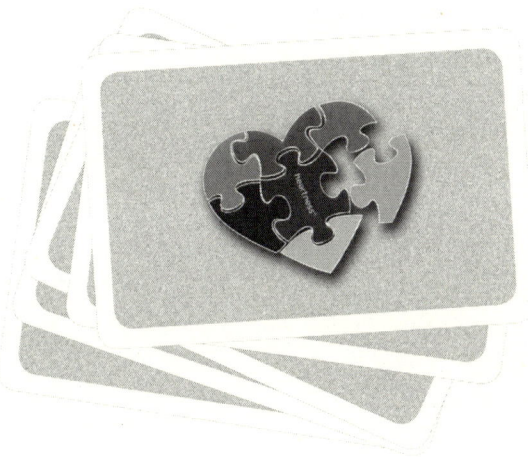